Verhaltensaufbau und -aktivierung

Standards der Psychotherapie
Band 8

Verhaltensaufbau und -aktivierung

Prof. Dr. Jürgen Hoyer, Dr. Lena V. Krämer

Herausgeber der Reihe:

Prof. Dr. Martin Hautzinger, Prof. Dr. Tania Lincoln, Prof. Dr. Jürgen Margraf
Prof. Dr. Winfried Rief, Prof. Dr. Brunna Tuschen-Caffier

Begründer der Reihe:

Martin Hautzinger, Kurt Hahlweg, Jürgen Margraf, Winfried Rief

Jürgen Hoyer
Lena V. Krämer

Verhaltensaufbau und -aktivierung

hogrefe

Prof. Dr. Jürgen Hoyer, geb. 1958. 1977–1984 Studium der Psychologie in Göttingen. 1984–1987 Therapeutischer Mitarbeiter in der Forensischen Psychiatrie. Ausbildungen in Verhaltenstherapie und Gesprächspsychotherapie. 1987–1998 Wissenschaftlicher Mitarbeiter und Hochschulassistent an der Universität Frankfurt. 1992 Promotion. 1999 Habilitation. Seit 1999 am Institut für Klinische Psychologie und Psychotherapie der Technischen Universität Dresden, dort Leiter der Institutsambulanz und Tagesklinik für Psychotherapie, und seit 2013 Inhaber der Professur für Behaviorale Psychotherapie.

Dr. Lena V. Krämer, geb. 1983. 2002–2008 Studium der Psychologie in Freiburg. 2008–2013 Wissenschaftliche Mitarbeiterin an der Abteilung für Rehabilitationspsychologie und Psychotherapie sowie der Abteilung Medizinische Psychologie und Medizinische Soziologie der Universität Freiburg. 2013 Promotion. Seit 2013 Akademische Rätin und wissenschaftliche Mitarbeiterin an der Abteilung für Rehabilitationspsychologie und Psychotherapie der Universität Freiburg. 2019 Approbation zur Psychologischen Psychotherapeutin (Verhaltenstherapie).

Bibliografische Information der Deutschen Nationalbibliothek
Die Deutsche Nationalbibliothek verzeichnet diese Publikation in der Deutschen Nationalbibliografie; detaillierte bibliografische Daten sind im Internet über http://dnb.dnb.de abrufbar.

Hogrefe Verlag GmbH & Co. KG
Merkelstraße 3
37085 Göttingen
Deutschland
Tel. +49 551 999 50 0
Fax +49 551 999 50 111
info@hogrefe.de
www.hogrefe.de

Satz: Sabine Rosenfeldt, Hogrefe Verlag GmbH & Co. KG, Göttingen
Druck: mediaprint solutions GmbH, Paderborn
Printed in Germany
Auf säurefreiem Papier gedruckt

1. Auflage 2021

(E-Book-ISBN [PDF] 978-3-8409-2984-7; E-Book-ISBN [EPUB] 978-3-8444-2984-8)
ISBN 978-3-8017-2984-4
https://doi.org/10.1026/02984-000

Inhaltsverzeichnis

Vorwort

Viele Menschen leiden unter einem Mangel an Antrieb, an Interessenverlust oder Freudlosigkeit. Sie leiden unter Passivität, Entscheidungsschwierigkeiten oder fortgesetztem Grübeln. Jede neue Handlung scheint zu einer Last zu werden und sie ziehen sich auch aus sozialen Aktivitäten zurück. Man möchte ihnen zurufen „just do it!“ – aber Dinge einfach anzugehen und auszuprobieren, das fällt gerade Menschen mit depressiven Symptomen besonders schwer. Denn die Kompetenzen, sich auf eine Aufgabe zu fokussieren, sich realistische Ziele zu setzen und diese tatsächlich umsetzen, sind geschwächt.

Die psychotherapeutische Standardmethode, um diese Kompetenzen zu vermitteln oder „wiederzubeleben“, heißt „Verhaltensaktivierung“. Synonym werden auch die Begriffe „Verhaltensaufbau“ oder „Aktivitätenaufbau“ verwendet. Während Techniken der Verhaltensaktivierung lange Zeit nur als eine Teilkomponente der kognitiven Verhaltenstherapie zum Einsatz kam (z. B. in Kombination mit kognitiver Umstrukturierung), hat sich die Verhaltensaktivierung heute als alleinstehende Behandlungsform etabliert, die weltweit eingesetzt und beforscht wird. Entgegen dem nachvollziehbaren Wunsch vieler Patienten, die bestehenden Probleme in der Therapie umfassend zu analysieren und zu lösen, wird in der Verhaltensaktivierung ein dem entgegengesetzter Ansatz gewählt, der nicht am Problem, sondern an der Lösung ansetzt: Dem „Prinzip der kleinen Schritte“ folgend, wird ein kleines Erfolgserlebnis an das nächste gereiht, bis Stimmung und Aktivitätsrate sich verbessert haben und die natürlichen psychologischen Ressourcen wieder verfügbar sind.

Wir sind den Herausgebern und der Herausgeberinnen der Reihe „Standards der Psychotherapie“ und namentlich Prof. Dr. Martin Hautzinger, der uns bei diesem Band tatkräftig unterstützt hat, dankbar für die Chance, den Ansatz der Verhaltensaktivierung hier vor dem Hintergrund der aktuellen Literatur und gleichzeitig praxisnah darstellen zu können. Unsere Auffassung ist, dass gerade bei Depressionen und verwandten Syndromen möglichst einfache Hilfestellungen zu bevorzugen sind, die für Patienten leicht verständlich und umsetzbar sind. Dafür möchten wir mit dem vorliegenden Band zahlreiche Anregungen geben.

Unser Dank gilt auch Paula Frei, Lea Heinrich und Lena Keinhorst (Abteilung Rehabilitationspsychologie und Psychotherapie der Universität Freiburg) für ihre Unterstützung bei der Erstellung von Grafiken und dem Einpflegen von Referenzen sowie Dipl.-Psych. Christin Thurau (Institutsambulanz und Tagesklinik der TU Dresden) für das Bereitstellen eines klinischen Fallbeispiels.

Dresden und Freiburg im August 2020

Jürgen Hoyer
und Lena V. Krämer

1 Einführung in die Interventionsmethode

Anwendung bei Passivität, Rückzug und Anhedonie

Der Aufbau verstärkungswirksamen Verhaltens bzw. die Verhaltensaktivierung ist eine klassische verhaltenstherapeutische Methode, die auf Theorien operanten Lernens beruht. Sie zielt auf die Erhöhung der Rate verstärkungswirksamer Verhaltensweisen im Alltag ab und wirkt damit typischen depressiven Symptomen wie Rückzug, Passivität, Antriebsminderung und Anhedonie auf komplementäre Weise entgegen.

Sie ist im Bereich der Depressionsbehandlung zu den Standards der Psychotherapie zu zählen. Zahlreiche neuere Studien zeigen zudem, dass sich ihr Wirkspektrum auch für andere Störungen und Anwendungsbereiche erfolgreich nutzen lässt (vgl. z. B. Acierno et al., 2016). Hierzu zählen z. B. so verschiedene Störungsbilder und Indikationsbereiche wie Posttraumatische Belastungsstörungen, Generalisierte Angststörungen, chronische Erschöpfung, demenzielle Entwicklungen, Raucherentwöhnung oder Adipositas. Zudem ist bei Störungen wie chronischen Schmerzsyndromen, Erschöpfungssyndromen oder somatischen Belastungsstörungen Verhaltensaktivierung ein häufiges Therapieziel.

Aktivitäten wirken stimmungsaufhellend und stabilisierend

Im Vergleich mit den kognitiven Methoden (Hautzinger & Pössel, 2017) wird die Verhaltensaktivierung – bei in etwa gleicher Wirksamkeit (vgl. Kapitel 6.1) – von vielen internationalen Autoren als einfacher lern- und lehrbar angesehen. Ihre Eignung auch für die Behandlung schwer depressiver Patientinnen und Patienten, auch in stationärer Psychotherapie, ist empirisch gut belegt. Gleichzeitig ist die stimmungsaufhellende und stabilisierende Wirkung von verstärkenden Aktivitäten durch psychologische Grundlagenforschung untermauert (vgl. z. B. Oertel & Matura, 2017). In der Lage zu sein, sich unabhängig von aktuellen Stimmungen für alltägliche Handlungen zu motivieren, kann als basale Kompetenz der Emotionsregulation angesehen werden (Magidson, Roberts, Collado-Rodriguez & Lejuez, 2014).

In Deutschland kann die Verhaltensaktivierung dennoch als unterrepräsentiert gelten. Ihr Wert für die Depressionsbehandlung und für die Psychotherapieausbildung wurde lange unterschätzt, das Stichwort „Verhaltensaktivierung" fehlt in Fachwörterbüchern, und in den wichtigsten Lehrbüchern für Klinische Psychologie und Psychotherapie suchte man ein Kapitel zur Verhaltensaktivierung vergebens. Dies ändert sich in den letzten Jahren (Hoyer & Teismann, in Druck; Hoyer & Vogel, 2018) insbesondere wegen der überzeu-

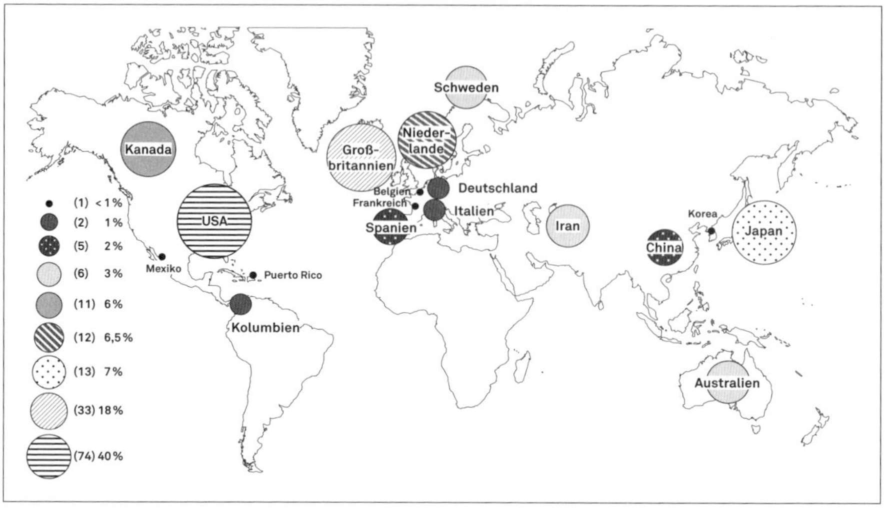

Abbildung 1: Publikationen zum Thema Verhaltensaktivierung von 2012 bis 2017[1]

genden Erneuerung der Methode durch jüngere amerikanische Autoren (Kanter, Busch & Rusch, 2009; Lejuez, Hopko, Acierno, Daughters & Pagoto, 2011; Martell, Addis & Jacobson, 2001; Martell, Dimidjian & Hermann-Dunn, 2010). In der internationalen Depressionsforschung wird die Verhaltensaktivierung (engl. Behavioral Activation) von vielen Autoren als eigenständige Therapieform (neben der kognitiven Verhaltenstherapie) betrachtet. Die Karte in Abbildung 1 zeigt, dass vor allem in anglo-amerikanischen Ländern zur Verhaltensaktivierung geforscht wird, aber auch, dass der Ansatz in Deutschland unterproportional aufgegriffen wird. Die relativ große Bedeutung in Japan sehen wir in Zusammenhang mit der japanischen Lebensphilosophie, die wir in Kapitel 2.5 vertiefen.

Wir freuen uns, wenn das vorliegende Buch einen Beitrag dazu liefern kann, die Interventionsmethode „Verhaltensaktivierung“ in der Praxis und Ausbildung der Psychotherapie noch bekannter und ihren großen Nutzen auch im deutschsprachigen Raum noch besser zugänglich zu machen.

1.1 Beschreibung der Methode

Verhaltensaktivierung ist neben kognitiver Umstrukturierung *die* klassische Methode zur Behandlung depressiver Erkrankungen. Sie setzt unmittelbar an

1 *PsycInfo-Suche:* TI („behavioral activation“ OR „behavioural activation“) NOT TI („behavioral activation system“ OR „behavioural activation system“), Januar 2012 bis August 2017.

den Symptomen der Depression an, die von den Betroffenen als besonders beeinträchtigend empfunden werden: sozialer Rückzug, Interessenverlust, Inaktivität und Anhedonie. Die Verhaltensaktivierung berücksichtigt damit die Stimmungslage von depressiven Patienten in besonderem Maße. Denn was brauchen depressive Patienten in der Therapie am meisten? Es sind – vor allem in der schweren Depression und am Anfang der Therapie – nicht die komplexen, kognitiv anspruchsvollen Methoden oder stark auf Reflexion und Einsicht basierende Interventionen, sondern einfache, klar nachvollziehbare Behandlungsschritte.

Einfache, klare Behandlungsschritte

In schweren depressiven Episoden können kognitive Methoden den anhedonischen, konzentrationsgeschwächten Patienten schnell überfordern, wohingegen einfache, verhaltensorientierte Vorgehensweisen noch umgesetzt werden können. Nicht umsonst ist Aktivierung auf vielen psychiatrischen Depressionsstationen die Maßnahme der ersten Wahl. Hinzu kommt, dass eine initiale Reduktion der oben genannten Symptome eine wichtige Voraussetzung für die Bearbeitung dysfunktionaler Kognitionen und Schemata im Rahmen der weiteren psychotherapeutischen Behandlung darstellt. Für viele Depressionsexperten ist deshalb die Verhaltensaktvierung der erste und wichtigste Schritt in der Depressionsbehandlung. Auch im Rahmen der kognitiven Verhaltenstherapie spielt die Verhaltensaktivierung eine wichtige Rolle: Wie ausgeprägt diese ist, hängt aber stark von der Prioritätensetzung einzelner Autoren ab. In der ursprünglichen Konzeption der kognitiven Therapie der Depression nach Beck (A. T. Beck, Rush, Shaw & Emery, 1979) wird betont, wie wichtig „mastery and pleasure", also das Bewältigen und die Befriedigung dadurch, sind. In anderen grundlegenden Werken wird Verhaltensaktivierung jedoch nicht (mehr) erwähnt (J. S. Beck, 1999; A. T. Beck & Bredemeier, 2016).

Überforderung wird vermieden

Verhaltensaktivierung bedeutet, wie der Name schon sagt, die Aktivitätsrate von Patienten zu erhöhen und gegen Symptome des Rückzugs und der Antriebslosigkeit anzugehen. Der Vollzug alltäglicher, gut zu bewältigender Verhaltensweisen und die damit einhergehenden Verstärkungswirkungen motivieren den Patienten und unterstützen beim Wiederaufbau eines gesunden Aktivitätsniveaus. Verhaltensweisen, die aufgebaut werden, können ganz unterschiedlicher Art sein. Angefangen beim Spaziergang um das Klinikgelände über ein Kaffeetrinken mit alten Bekannten bis hin zur Wiederbelebung früher ausgeübter Hobbys sind alle Aktivitäten, die den Patienten aus seinem aktuellen Rückzugs- und Vermeidungsverhalten befreien, als positiv zu bewerten. Sportliche und bewegungsbezogene Aktivitäten sind oft ein wesentlicher Baustein, sie sind aber mit der Verhaltensaktivierung keineswegs gleichzusetzen, und die Orientierung an der intrinsischen Motivation und seinen persönlichen Werten hat sich als wesentlich herausgestellt (vgl. Kapitel 4.3.4).

Orientierung an Motiven und persönlichen Werten

Die Grundannahme der Verhaltensaktivierung besagt, dass die Aufnahme von verstärkenden Aktivitäten den Patienten wieder in Kontakt mit positiven, internen und externen Verstärkern bringt. Er erhält Bestätigung aus seinem Umfeld, ihm gelingen Aufgaben und seine Stimmung verbessert sich in der Folge der positiven Erfahrungen, während zuvor Vermeidung und Rückzug – als Ausdruck der psychopathologischen Belastung – im Vordergrund standen. Neuere Konzeptionen der Verhaltensaktivierung (Lejuez, Hopko & Hopko, 2001; Martell, Dimidjian & Herman-Dunn, 2010) betonen dabei auch die Ziel- und Werteorientierung der Verhaltensaktivierung. Durch die Umsetzung von als wichtig erachteten Aktivitäten erleben die Patienten eine Verbindung zu ihren Werten und erleben ihr Handeln als sinnvoll. Durch die Betonung von Werten, ein Konstrukt, das zuvor in der Verhaltenstherapie nur bedingt gewürdigt worden war, erhielt die Methode in den letzten zwei Jahrzehnten vermehrt Aufmerksamkeit bei praktizierenden Therapeuten. Die moderne „werteorientierte Verhaltensaktivierung" wird auch als Verfahren der „dritten Welle" der Verhaltenstherapie diskutiert.

Handeln ersetzt Vermeidung und Rückzug

Das Verfahren ist ursprünglich zur Behandlung der Depression entwickelt worden. Rückzug, Resignation und Vermeidungsverhalten ist aber nicht nur bei Depressionen typisch, sondern auch Ausdruck zahlreicher anderer Störungsbilder. Die Ausrichtung auf Aktivierung und positive Verstärkung bewährt sich auch bei diesen, worauf wir weiter unten vertiefend eingehen.

1.2 Allgemeine Interventionsprinzipien

Die allgemeinen Interventionsprinzipien der Verhaltensaktivierung sind für Therapeuten einfach und schnell zu erlernen. Dies gilt für Psychotherapeuten, aber auch Vertreter anderer Berufsgruppen wie Krankenpfleger oder Laienberater.

Konsequente Orientierung auf Verhalten

Durch die strikte Verhaltensorientierung erfordert das Verfahren keine vertiefte Auseinandersetzung mit Persönlichkeitsstrukturen und Schemata, was insbesondere Berufsanfängern einen niederschwelligen Einstieg in die psychotherapeutische Tätigkeit erleichtert. Folgende Annahmen und Prinzipien der Verhaltensaktivierung können in Anlehnung an Martell und Kollegen (2010; siehe auch Hoyer & Vogel, 2018) beschrieben werden:

Allgemeine Annahmen und Prinzipien der Verhaltensaktivierung

- Rückzug aus Aktivitäten und Verstärkerverlust sind aufrechterhaltend für die Depression.
- Der Fokus der Therapie liegt auf dem (Wieder-)Aufbau von Aktivitäten.
- Die Therapie richtet sich nach den individuellen Zielen des Patienten.

- Konkrete Planungen und Selbstbeobachtungen ermöglichen die Verhaltensumsetzung.
- Es gilt das Prinzip der kleinen Schritte: Veränderungen sind einfacher, wenn man klein anfängt.
- Handeln nach Plan und nicht nach Stimmung: Aktivitäten sollen nach Plan, nicht nach Stimmung strukturiert und festgelegt werden.
- Mögliche Barrieren der Verhaltensänderung sollten antizipiert und überwunden werden.
- Probieren geht über Studieren: Bei einem empirischen Problemlöseansatz sind alle Arten von Ergebnissen wichtig.
- Der Therapeut übernimmt die Rolle des Coaches und „Cheerleaders“: Handle wie ein Coach, der ermutigt und stützt, aber auch fordert.

Aufbau positiver Aktivitäten

Entscheidend ist dabei, dass es nicht um ein „Mehr an allem“ geht, sondern um ein „Mehr des Richtigen und Wichtigen“. So kann Verhaltensaktivierung auch die geeignete Methode für den chronisch überarbeiteten Workaholic sein, der jeden Tag scheinbar zu 150 % aktiv ist. Denn es geht nicht um den ziellosen Aufbau irgendeiner Aktivität; es geht um den Aufbau jener Aktivitäten, die im Dienst der eigenen Werten stehen und deshalb depressionsmindernd wirken.

Abbau depressionsfördernder Aktivitäten

Dies impliziert den Abbau depressionsfördernden, z. B. überfordernden oder vermeidenden Verhaltens. Auch überzogenem emotionsfokussiertem Verhalten, Perseverationen, Grübelketten und klagsamen Verhalten ist mit einem Blick auf die verbliebenen Möglichkeiten zur *aktiven* Gestaltung des eigenen Alltags oft gut zu begegnen.

Bei den meisten depressiven Patienten geht es um den Abbau von Rückzugsverhalten, das oft als Reaktion auf initiale Stimmungsprobleme zu verstehen ist. Die Stimmungsprobleme selbst sind wiederum oft auf negative Ereignisse, wie z. B. Misserfolge, Trennungen oder Kränkungen, zurückzuführen.

Ähnlich ist es auch bei Frau Grün und Frau Peters, den beiden ersten Fallbeispielen aus Tabelle 1. Dieselben Prinzipien gelten aber auch für Herrn Kander, der statt eines offensichtlichen Rückzugsverhaltens ein (hier nur vermeintlich) produktives Verhalten (Arbeiten) abbauen muss, um wieder mehr Raum für positive, verstärkende Aktivitäten zu haben. Die aufgebauten Aktivitäten müssen nicht unbedingt „freudvoll“ oder per definitionem „positiv“ sein. Der entscheidende Punkt ist: Nachdem man (zum Beispiel) den Müll heruntergetragen hat, fühlt man sich besser (oder zumindest weniger schlecht) und gleichzeitig wurden depressogene Verhaltensweisen wie das negative repetitive Denken oder die Inaktivität zumindest für einen Moment unterbrochen. Damit sind die Voraussetzungen für weitere verstärkungswirksame Handlungen sofort besser!

Tabelle 1: Unterschiedliche Beispiele für zu aktivierendes Verhalten

Fallbeispiel	Derzeitiges Verhalten	Zielverhalten
Frau Grün: 65, verwitwet, wohnt allein auf dem Land, erwachsene Kinder, ehemals Lehrerin (pensioniert seit einem halben Jahr).	Ganztags Rückzug in die Wohnung; schlafen, lesen, warten auf das nächste Wochenende, an dem die Kinder zu Besuch kommen.	• Aufbau von Tagesstruktur • Aufbau von Hobbys und Kontakten • Engagement im Ehrenamt
Frau Peters: 37, Single, Bürokauffrau, ausgeheilte Brustkrebserkrankung (Zustand nach brusterhaltender Operation und Bestrahlungsbehandlung).	Nach Feierabend Rückzug in die Wohnung, Beschäftigung mit der Erkrankung und ihren Folgen, Flucht in Fernsehserien.	• Aufbau von sozialen Kontakten • Aufbau körperlicher Aktivität
Herr Kander: 42, Familienvater, Abteilungsleiter, lebt in der Großstadt, Konflikte mit der Ehefrau.	Flucht in die Arbeit, 60-Stunden-Woche, „Samstag = Kindertag".	• Aufbau von Regenerationszeiten • Aufbau von selbstfürsorglichen Aktivitäten

1.3 Entwicklungsgeschichte und Varianten

Anfänge in den 1970er Jahren

Die Therapiemethode der Verhaltensaktivierung wurde erstmals Anfang der 1970er Jahre durch Autoren wie Peter Lewinsohn und Charles Ferster beschrieben (Ferster, 1973; Lewinsohn, 1974). Die Wirksamkeit eines gezielten Aufbaus verstärkender Aktivitäten bei depressiven Patienten konnte bereits wenige Jahre darauf nachgewiesen werden (Taylor & Marshall, 1977; Zeiss, Lewinsohn & Muñoz, 1979).

Umbruch durch kognitive Wende

Im Rahmen der kognitiven Wende – prominent vertreten durch Aaron T. Beck (A. T. Beck et al., 1979) – wurden rein behaviorale Therapiekonzepte wie die Verhaltensaktivierung jedoch durch kognitiv-behaviorale Ansätze abgelöst, da diese als ganzheitlicher und wirksamer angesehen wurden (Kanter et al., 2010). Gleichwohl wurde die Annahme der schwächeren Wirksamkeit der reinen Verhaltensaktivierung nie mit Studien belegt.

„Jacobson-Studie" verhilft zu erneutem Aufschwung

Mitte der 1990er Jahre erlebte die Verhaltensaktivierung einen erneuten Aufschwung. Eine wegweisende, methodisch aufwendige Dismantling-Studie (Jacobson et al., 1996) zeigte, dass die reine Verhaltensaktivierung bei depressiven Störungen ebenso wirksam ist wie die therapeutische Kombination von kognitiven und behavioralen Elementen (vgl. Tabelle 2). Seither steht die Verhaltensaktivierung insbesondere im US-amerikanischen Raum wieder verstärkt im Fokus der Forschung, wird beständig weiterentwickelt und gilt als empirisch bewährte Depressionsbehandlung mit der besten Bewertung, z.B. in den NICE Guidelines, den Leitlinien der britischen Gesundheitsbehörde.

Tabelle 2: Dismantling-Studie von Jacobson et al. (1996)

Studiendesign	Randomisiert-kontrollierte Studie (RCT).
Vergleich von drei Therapiegruppen (jeweils 20 Sitzungen)	• Verhaltensaktivierung: z.B. Aktivitätenmonitoring, Aktivitätenplanung, Aufbau sozialer Kompetenzen. • Verhaltensaktivierung und Modifikation von automatischen Gedanken: zusätzlich z.B. Gedankenprotokoll, kognitive Umstrukturierung, Verhaltensanalyse. • Verhaltensaktivierung und Modifikation von automatischen Gedanken sowie Schemamodifikation: zusätzlich z.B. Identifikation von Grundüberzeugungen und Schemata, Erarbeiten alternativer Überzeugungen und Schemata.
Stichprobe	150 ambulante Psychotherapiepatienten mit depressiver Störung.
Erfolgsmaße	Selbstrating und Expertenrating der Depression, strukturiertes klinisches Interview.
Ergebnisse	Keine Unterschiede zwischen den drei Gruppen, weder nach Ende der Therapie noch im 6-Monats-Follow-Up.
Fazit	Verhaltensaktivierung ist ebenso wirksam wie die Kombination aus Verhaltensaktivierung und kognitiven Methoden.

Bezug auf Werte ergänzt den Ansatz

Die therapeutischen Manuale wurden seither kontinuierlich weiterentwickelt, sodass sich verschiedene Ansätze mit unterschiedlichen Schwerpunkten herausbildeten, so beispielsweise das umfassende Behandlungsmanual der Behavioral Activation (BA) von Christopher Martell (Martell et al., 2001; Martell et al., 2010) sowie das Brief Behavioral Activation Treatment for Depression von Carl Lejuez (Lejuez, Hopko & Hopko, 2001; Lejuez et al., 2011). Die Neuentwicklungen sind maßgeblich von Lewinsohns Arbeiten beeinflusst und tragen seine Grundgedanken und Studienerkenntnisse weiter. Im Gegensatz zum traditionellen Ansatz wird der Fokus in neueren Manualen aber nicht mehr nur auf Aktivitäten gelegt, die unmittelbar als positiv erlebt werden, sondern es werden darüber hinaus auch Aktivitäten aufgebaut, die langfristig verstärkend wirken oder den Patienten in Kontakt mit relevanten, seinem Wertesystem entsprechenden Verstärkern bringen.

Alternative Bewältigung

Das Manual von Martell basiert dabei auf der oben genannten Studie von Jacobson et al. (1996) und fokussiert zunächst das aktuelle Verhalten eines Patienten, seinen derzeitigen Status Quo. Gemeinsam mit dem Patienten wird das typische depressive Verhaltensmuster herausgearbeitet. Mithilfe des Akronyms TRAP (deutsch:

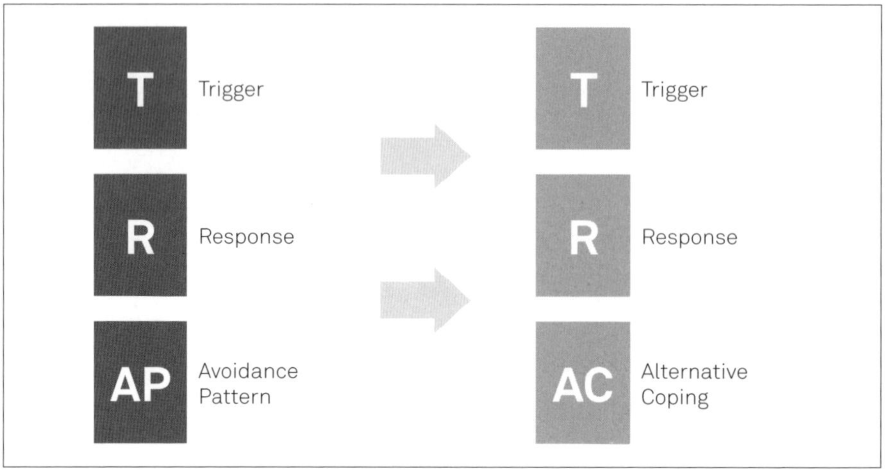

Abbildung 2: Die Therapie nach Martell folgt dem Motto „Get out of the trap, get back on trac[k]" (Martell et al., 2001, S. 102).

„Falle") werden Auslösesituation (T: Trigger, z. B. Konflikt mit dem Chef), emotionale Reaktion (R: Response, z. B. Niedergeschlagenheit, Selbstzweifel) und Vermeidungsverhalten (AP: Avoidance Pattern, z. B. Rückzug nach Hause vor den Fernseher) identifiziert. Dieses Vermeidungsmuster soll im Laufe der Therapie durch ein aktives Verhaltensmuster (TRAC) ersetzt werden: Nach Auslösesituation (T: Trigger) und damit verbundener emotionaler Reaktion (R: Response) soll ein neues, alternatives Verhalten folgen (AC: Alternative Coping, z. B. Verabredung mit einem Bekannten zum Feierabendgetränk; vgl. auch Kapitel 4.4.4).

Aktivitätenplanung und -beobachtung

Lejuez et al. (2001), mit Erweiterungen durch Lejuez et al. (2011), entwickelten ein Behandlungsprotokoll für zwölf Therapiesitzungen und betonen die kurze Dauer ihres Behandlungsansatzes, der direkt auf die Aktivierung positiven Verhaltens zusteuert. Der Behandlungsfokus ihres Brief Behavioral Activation Treatment for Depression (BATD) liegt auf einer werteorientierten Ausrichtung der Aktivitäten. Angelehnt an die Akzeptanz- und Commitment-Therapie (ACT; Hayes, Luoma, Bond, Masuda & Lillis, 2006) setzt sich das Finden von Aktivitätszielen aus zwei Schritten zusammen. Zunächst werden die persönlichen Werte des Patienten bestimmt, im Anschluss werden aus den Werten passende Aktivitäten abgeleitet, die im weiteren Verlauf der Therapie umgesetzt werden sollen (vgl. Kapitel 4.4.3). Neben den Ansätzen von Martell und Lejuez gibt es noch eine Reihe weiterer Manuale, die teils auf spezifische Stichproben (z. B. „Engage Therapy" für Ältere; Alexopoulos et al., 2016) oder Anwendungsfelder fokussieren (z. B. Gruppentherapie; Hoyer & Vogel, 2018). Die verschiedenen Manuale setzen unterschiedliche Schwerpunkte. Tabelle 3 gibt eine Übersicht über verschiedene Programme und fasst zusammen, welche verhaltenstherapeutischen Techniken zum Einsatz kommen.

Tabelle 3: Programme zur Verhaltensaktivierung samt ihrer verhaltenstherapeutischen Techniken

	Aktivitäten-monitoring	Aktivitäten-planung	Skills-Training	Entspannung	Kontingenz-management	Bezug auf Ver-bales Verhalten	Problemlösen und Vermeidung	Werte und Zielbezug
Lewinsohn (1974)	x	x	x	x	x	x		
Rehm (1977)	x	x			x	x		x
Martell, Addis & Jacobson (2001)	x	x	x		x	x	x	x
Lejuez et al. (2011)	x	x			x			x
Alexopoulos et al. (2016)	x	x	x	x				x
Hoyer & Vogel (2018)	x	x	x		x	x	x	x

Anmerkung: Aktivitätenmonitoring und Aktivitätenplanung sind die zentralen Elemente der Verhaltensaktivierung und in jedem Programm enthalten; sie werden durch weitere verhaltenstherapeutische Interventionen ergänzt. Erst die neueren Programme enthalten die Komponente des Wertebezugs des Verhaltens (gekürzt nach Hoyer & Teismann, im Druck; Kanter et al., 2010).

Bezug auf persönliche Werte

Hierbei fällt auf, dass Aktivitätenmonitoring und Aktivitätenplanung in jedem Programm behandelt werden und somit als Kernkomponenten der Verhaltensaktivierung verstanden werden können. Andere Komponenten wie die Bearbeitung von Vermeidungsverhalten oder der Wertebezug finden sich erst in neueren Ansätzen. Diese Erweiterungen der Kernintervention greifen neue Impulse der Psychotherapieforschung auf und erweitern das Anwendungsspektrum und das Rational der Verhaltensaktivierung. „Erweiterung" meint an dieser Stelle, in der Therapie die Oberfläche eines einzelnen, beobachtbaren Verhaltens zu verlassen und auch die allgemeinen Verhaltensmuster und ihre psychologischen Verstärkungsbedingungen zu betrachten. So spielen insbesondere bei Martell et al. (2001) die oben genannten Situationsanalysen eine wichtige Rolle, in denen der Patienten ein Verständnis seiner automatischen Verhaltensmuster erlangen soll. Bei Lejuez et al. (2011) wird ein Verständnis für die eigenen Verstärkungsbedingungen fokussiert. Patienten setzen sich zu Beginn der Therapie mit ihrem eigenen Wertesystem auseinander und gelangen zu einem elaborierten Verständnis ihrer Erlebenswelt. Beide Ansätze zielen also darauf ab, dass der Patient sich selbst besser versteht und sein Verhalten insbesondere in Zeiten, in denen die Verhaltensaktivierung aufgrund depressionstypischer Symptome (wie Grübeln, Antriebslosigkeit, Anhedonie) schwerfällt, reflektieren und im Sinne des Selbstmanagements steuern kann.

1.4 Behandlungsvorbereitende Technik versus störungsspezifische Methode

Behandlungs-vorbereitende Technik

Wie wir bereits betont haben, wird Verhaltensaktivierung auch in der klassischen kognitiven Verhaltenstherapie regelmäßig eingesetzt. Ihr kommt dabei eher der Charakter einer behandlungsvorbereitenden Technik zu, die für die vertiefte Behandlung motiviert und im Hinblick auf Antrieb, Konzentration und Rückzugsverhalten erst die Voraussetzungen für die Bearbeitung der kognitiven Verzerrungen (irrationale Einstellungen, negative Grundannahmen) schafft. Die Grundüberlegung der kognitiven Therapie ist dabei, dass verzerrte Kognitionen ursächlich für die Störungsentstehung und – vor allem – Störungsaufrechterhaltung sind. Dementsprechend muss eine langfristig erfolgreiche Depressionstherapie eine Identifikation der verzerrten depressogenen Kognitionen und kognitiven Schemata einschließen und ihre Umstrukturierung durch didaktische (z. B. geleitetes Entdecken), dialogische (z. B. sokratischer Dialog) und übende Methoden (z. B. Verhaltensexperimente) verfolgen. Verhaltensaktivierung spielt damit nur eine untergeordnete Rolle, obwohl die Aktivitätsreduktion bei der Depression als ein wichtiges, evolutionär bedingtes Muster durchaus anerkannt wird (conservation of energy; A. T. Beck & Bredemeier, 2016).

Störungs-spezifische Methode

Verhaltensaktivierung als störungsspezifische Methode verzichtet auf die grundlegende Annahme, dass den Kognitionen eine vorrangige Rolle bei der Störungsätiopathogenese zukommt. Dies bedeutet nicht, dass die Veränderung depressogener Kognitionen als irrelevant betrachtet wird. Kognitionen werden nur nicht in den Vordergrund gestellt, und das Vorgehen setzt darauf, dass aufgrund der engen Vernetzung von emotionalen, kognitiven und verhaltensbezogenen Prozessen ein verändertes (handelndes) Verhalten auch immer eine Veränderung in den Emotionen und Kognitionen zufolge hat. Zahlreiche Studien zeigen, dass Verhaltensaktivierung nicht nur in einer Veränderung verhaltensbezogener Depressionssymptome resultiert, sondern sich auch positiv auf die emotionalen und kognitiven Symptome auswirkt. Da menschlichen Handlungen immer (implizite oder explizite) Entscheidungen zugrunde liegen, müssen mit veränderten Aktivitäten auch veränderte „mindsets" einhergehen; eine Position, die als *reziproker Determinismus* bezeichnet wird: Handeln, Denken und Fühlen beeinflussen sich gegenseitig (Craske, 2012; vgl. Abbildung 3).

Reziproker Determinismus

Hinzu kommt, dass aus Sicht der klassischen Verhaltenstherapie auch emotionale und kognitive Reaktionen letztlich „Verhalten" sind, für oder gegen das sich die handelnde Person entscheiden kann: Jemand, der die Wahl hat, trotz leichten Nieselregens den Rasen zu mähen *oder* auf der Couch zu liegen und zu grübeln, entscheidet sich auch für oder gegen die Beschäftigung mit bestimmten (negativen oder unproduktiven) Gedanken.

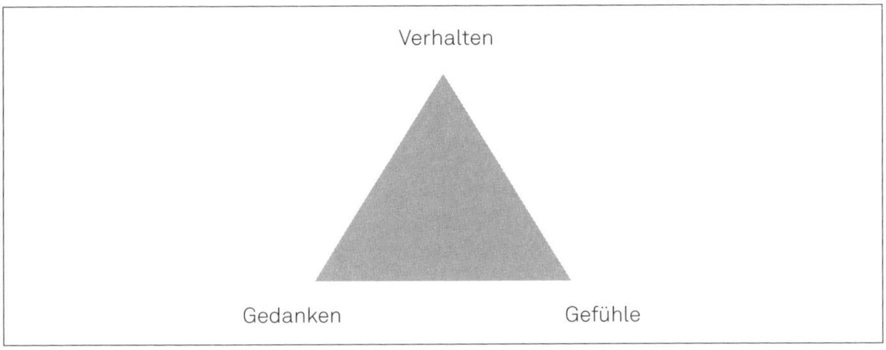

Abbildung 3: Triade von Gedanken, Gefühlen und Verhalten

1.5 Menschenbild und Krankheitskonzept

Symptome bestimmen nicht das Schicksal

Der Verhaltensaktivierung liegt das Bild eines emanzipierten Menschen zugrunde, der seinen Stimmungen und Symptomen nicht ausgeliefert ist, sondern ihren Verlauf durch sein eigenes Verhalten steuern oder zumindest abmildern kann. Depressive Reaktionen auf der emotionalen, kognitiven und verhaltensbezogenen Ebene werden als natürliche Reaktionen auf Misserfolge, Verluste oder Zurückweisungen angesehen; sie werden nicht pathologisiert oder im Sinne des Essenzialismus auf irgendwelche hypothetischen Strukturen zurückgeführt („er ist depressiv, weil er eine depressive Veranlagung hat").

Selbstbestimmung und Empowerment

Gleichzeitig liegt der Verhaltensaktivierung ein leicht verständliches Erklärungsmodell zugrunde (vgl. Kasten auf S. 16f.), das auch für Menschen mit biologisch orientiertem Krankheitskonzept annehmbar erscheint: Die Neigung, auf Misserfolge (Verluste, Rückschläge etc.) mit depressiver Stimmung zu reagieren, mag teilweise biologisch determiniert sein, in der Art und Weise, wie das Individuum mit der depressiven Stimmung umgeht, bleibt es aber frei. Vereinfacht gesagt, lässt sich diese Position so formulieren: Dafür, dass jemand eine Depression bekommt, ist er oder sie nicht verantwortlich, dafür, ob sie bleibt, aber schon. Damit behält das Individuum in der Depression Freiheitsgrade, aber auch Verantwortung. Dieses Menschenbild spiegelt sich in der Haltung des Therapeuten, der dabei unterstützt, trotz depressiver Stimmung eine Tagesstruktur aufzubauen, Aktivitäten festzulegen, der zum Erproben ermuntert, aber auch fordert und auf klagsame Tendenzen eher nicht eingeht.

Merke

Der Verhaltensaktivierung liegt ein emanzipatorisches Menschenbild zugrunde, bei dem ein einmal gelerntes Verhalten (Passivität, Rückzug) wieder in Richtung verstärkungswirksamer Aktivität korrigiert werden kann.

2 Theorien und Erklärungskonzepte

Im vorliegenden Kapitel gehen wir sowohl auf störungstheoretische Aspekte bei der Entstehung und Aufrechterhaltung von depressiver Stimmung, Passivität und Resignation ein (vgl. Kapitel 2.1 und 2.2) als auch auf Theorien der Veränderung menschlichen Verhaltens (vgl. Kapitel 2.3 bis Kapitel 2.6).

2.1 Aktivitätsminderung, Antriebsverlust und Anhedonie bei Depression

Aktivitätsminderung zentral

Antriebsverlust und Anhedonie gehören neben gedrückter Stimmung zu den drei Kardinalsymptomen der depressiven Episode und hängen eng mit einer Minderung der alltäglichen Aktivitäten zusammen (World Health Organization, 2015). So heißt es auch im DSM-5: *„Die Familienmitglieder bemerken häufig sozialen Rückzug oder Vernachlässigung der Freizeitaktivitäten bei den Betroffenen“* (American Psychiatric Association, 2015, S. 221). Der Rückzug aus Aktivitäten kann sich dabei auf alle Bereiche des alltäglichen Lebens beziehen. Viele Betroffene ziehen sich aus sozialen Kontakten zurück, gehen ihren Freizeitaktivitäten weniger nach und vernachlässigen den Haushalt oder berufliche und familiäre Pflichten. In einer großen epidemiologischen Studie konnte gezeigt werden, dass annähernd jeder Mensch mit einer depressiven Störung (96,9 % der Befragten) in mindestens einem der vier Alltagsbereiche soziale Rolle, Beziehung, Arbeit oder Haushalt beeinträchtigt ist (Kessler et al., 2003). Im Umkehrschluss verbringen depressive Menschen im Tagesverlauf mehr Zeit mit „Nichtstun“ als nicht depressive Menschen und zeigen weniger Belastungsspitzen im Sinne von sportlicher Betätigung.

Rückzug und Vernachlässigung sind typisch

„Nichtstun“ als Symptom

Die Folgen der Inaktivität ergeben sich zunächst für den Betroffenen selbst. Für den antriebsgeminderten Patienten bedeutet der Rückzug aus seinen gewohnten Lebensbereichen einen Verlust von positiv erlebten Aktivitäten. Der Betroffene verliert Möglichkeiten zur positiven Verstärkung seiner Person und seiner Aktivitäten und gerät in eine Negativspirale, die zu einer Verstärkung der depressiven Symptome und zunehmendem Rückzug führt (sog. Verstärkerverlust). Insbesondere der Rückzug aus beruflichen Aktivitäten ist zudem auch mit volkswirtschaftlichen Kosten verbunden. Laut Bundesgesundheitssurvey weisen Beschäftigte mit einer depressiven Störung jährlich nicht nur die doppelte Anzahl an Fehltagen auf (Bramesfeld & Schwartz, 2007; Jacobi et al., 1999), depressive Störungen zählen auch zu den Hauptursachen für frühzeitige Berentungen aufgrund verminderter Erwerbsfähigkeit (Bundesministerium für Arbeit und Soziales, 2011). Es besteht sowohl auf individueller wie auch auf gesellschaftlicher Ebene großer Handlungsbedarf zur Behandlung der Aktivitätseinschränkungen depressiver Patienten.

Anhedonie, Freudlosigkeit

Im Erleben vieler Patienten ist neben der Antriebslosigkeit das Symptom der Anhedonie zentraler Grund für den Rückzug aus Aktivitäten. So sagt Frau Grün aus dem Fallbeispiel auf Seite 8: „Nichts macht mehr Freude. Warum sollte ich es tun?" Die Anhedonie kann zwei Facetten haben (vgl. Stanton, Holmes, Chang & Joormann, 2019): eine allgemeine Interessenlosigkeit auf der einen Seite, ein Freudverlust während der Aktivitäten auf der anderen Seite. Die allgemeine Interessenlosigkeit zeigt sich gut durch ein Patientenkommentar in der qualitativen Interviewstudie von Rüsch und Kollegen (Rüsch, Krämer, Helmes & Bengel, 2015): „Von mir aus würde ich gerne den ganzen Tag nichts mehr hören, nichts mehr sehen, nichts mehr machen, überhaupt nichts mehr" (S. 155). Hierin kommt die völlige Interessen- und Motivationslosigkeit der Patientin zum Ausdruck, die sich in schweren Fällen bis hin zur Suizidalität entwickeln kann. Die andere Seite der Anhedonie, der Freudverlust während der Aktivitäten, zeigt sich darin, dass Aktivitäten, die früher freudvoll waren, in der Depression als neutral oder gar unangenehm und belastend erlebt werden.

„Reden ist Silber, Handeln ist Gold"

Die Anhedonie ist für viele Patienten ein entscheidender Stolperstein und sollte in der Therapie früh thematisiert werden. Der Ansatz der Verhaltensaktivierung basiert darauf, dass der Verlust von Freude und Motivation nicht absoluter Natur ist, sondern als solcher lediglich „erlebt" wird. Er spiegelt ein Depressionssymptom wider und ist zeitlich variabel. Dieses Faktum zu vermitteln, sollte eher nicht über Disputationsmethoden, sondern gemäß dem Motto „Reden ist Silber, Handeln ist Gold" erfolgen. Der beste Weg, dieses symptomatische Erleben zu ändern, wird eben nicht darin gesehen, darüber nachzugrübeln, sondern neue Erfahrungen zu machen, die diesem Erleben direkt widersprechen. Viele Patienten haben diesbezüglich bereits Versuche unternommen, sich aber für ihre Aktivitäten (zumindest im Zustand der Depression) ungeeignete, oft überfordernde Zielsetzungen ausgewählt und überhöhte Erwartungen entwickelt, die die mit der Depression verbundenen Funktionseinschränkungen nicht genügend in Betracht ziehen. Es gilt, sie an ein kleinschrittiges, systematisch-wertgebundenes Handeln heranzuführen. Mehrere Ansätze zum Umgang mit Anhedonie werden in Kapitel 4.3 vorgestellt.

Besser kleine Schritte, als gar nicht handeln

2.2 Verstärkerverlusttheorie

Die Verstärkerverlusttheorie ist ein Erklärungsmodell sowohl für die Entstehung als auch für die Aufrechterhaltung von depressiven Erkrankungen. Sie geht auf Peter Lewinsohn zurück, der ein lernpsychologisch-verstärkungstheoretisches Modell der Depression aufstellte (Beesdo-Baum & Wittchen, 2021; Fuhr, Fahse, Hautzinger & Gulewitsch, 2018; Hautzinger, 2013; Lewinsohn, 1974). Lewinsohn postulierte, dass Depressionen auf einen Verlust von positiven Verstärkern folgen. Positive Verstärker sind all jene positiven Reaktionen, die auf ein Verhalten eines Menschen folgen. Zum Beispiel ist das Lob des Chefs ein positiver Verstärker, wenn der Mitarbeiter eine Aufgabe erledigt hat. Positive Verstärker sind wichtig für das psychische Wohlbefinden und führen „automatisch" zu einer Erhöhung der Aktivitätsrate. In bestimmten Lebenssituationen – auch die mit der Corona-Pandemie verbundenen Restriktionen sind ein Beispiel für Verstärkerverlust – oder bei Kompetenzdefiziten (vgl. Kasten) kann es jedoch zu Stimmungsverschlechterungen oder Funktionseinschränkungen kommen, die einen Verlust von positiven Verstärkern bedingen. Kritische Lebensereignisse wie ein Jobverlust oder eine länger anhaltende Erkrankung beispielsweise führen dazu, dass man nicht mehr so produktiv und erfolgreich wie vorher sein kann. Die Bestätigung von außen, aber auch das Gefühl von Stolz und Zufriedenheit, bleiben aus. Dieser Verlust von Verstärkern führt laut Lewinsohn in der Folge zur Verfestigung niedergeschlagener Stimmung; ein Teufelskreislauf schließt sich.

Positive Verstärker sind wichtig für Wohlbefinden

Verstärkerverlust führt zu Stimmungsverschlechterungen

Verschiedene Gründe für Verstärkerverlust

- *Aktivitätsverlust:* Psychische Belastungsfaktoren (Misserfolge, Trennungen) oder Änderungen der Lebensbedingungen führen dazu, dass Aktivitäten nicht mehr ausgeführt werden können, dadurch fehlt der Kontakt zu potenziellen Verstärkern.
  Beispiel: Aktivitätsverlust aufgrund von Krankheit, Jobverlust, Umzug, Tod eines Angehörigen.
- *Fehlende Verstärkung für kompetentes Verhalten:* Aktivitäten werden ausgeführt, aber werden nicht (mehr) verstärkt.
  Beispiele: Der Chef lobt nicht für erfüllte Aufgaben, der Partner nimmt die Haushaltstätigkeit der Ehefrau für selbstverständlich, die Kinder sind in der Pubertät, die eigene Leistung wird von konkurrierenden Kollegen abgewertet.
- *Fehlende Verstärkung aufgrund von Kompetenzdefiziten:* Ein Mangel an tatsächlichen Kompetenzen führt zu fehlenden positiven Erlebnissen. Defizite können in sozialen Kompetenzen (z. B. aufbrausendes Verhalten führt zu häufigem Streit) oder behavioralen/kognitiven Kompetenzen (z. B. Arbeitsaufgaben können nicht bewältigt werden, Bewerbungen sind mangelhaft) bestehen.
- *Fehlende Wirkung von vormals verstärkenden Ereignissen:* Gerade unter neurobiologischer Perspektive wurde wiederholt darauf hingewiesen, dass Depressionen auch damit einhergehen, dass betroffene Patienten von verstärkenden Ereignissen nicht mehr in gewohnter Weise profitie-

ren können (verringerte Belohnungssensitivität oder auch „reward insensitivity", vgl. z. B. Craske et al., 2019 oder Weinberg, Liu, Hajcak & Shankman, 2015).

Stimmungsverschlechterungen führen zu weiterem Verstärkerverlust

Niedergeschlagene Stimmung ist wiederum ein häufiger Grund für einen weiteren Rückzug aus Aktivitäten, zumal sie es auch schwerer macht, aus eigentlich befriedigenden Aktivitäten den selben Genuss zu ziehen wie sonst (siehe unten; Craske et al., 2019). Ist die Stimmung schlecht, möchte man sich oft am liebsten verkriechen. Im Verstärkerverlustmodell führt dieses „Verkriechen", dieser Rückzug, zu einem weiteren Verstärkerverlust, noch schlechterer Stimmung und letztlich zur Depression. Es ist damit das eigene Verhalten, bzw. Nicht-Verhalten, das die depressive Stimmung verstärkt und aufrechterhält (vgl. Abbildung 4).

Erhöhte Zuwendung kann Motivation mindern

Darüber hinaus weist Lewinsohn darauf hin, dass die initialen depressiven Symptome auch zu einer positiven Verstärkung durch die Interaktionspartner führen können (z. B. Unterstützung, Anteilnahme). Partner, Familie oder Freunde des Patienten wollen ihm in der vermeintlichen Krise helfen, indem sie ihm Dinge abnehmen und für die negativen Erlebnisse Aufmerksamkeit und Trost anbieten. Wenn überhaupt, führt diese Art der Zuwendung nur kurzfristig zu positivem Erleben. Langfristig ist sie aus zweierlei Hinsicht problematisch. Zum einen ist die Zuwendung eine zusätzliche aufrechterhaltende Bedingung des depressiven Verhaltens und führt aufgrund des sekundären Krankheitsgewinns zu einer Chronifizierung der depressiven Symptomatik. Auch mindert sie Anreize, sich aus der depressogenen Situa-

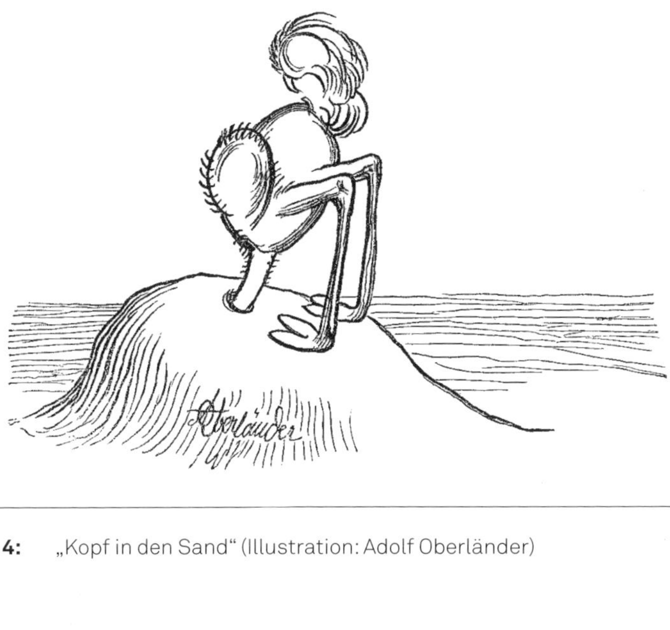

Abbildung 4: „Kopf in den Sand" (Illustration: Adolf Oberländer)

tion durch eigene Aktivität zu befreien. Zum anderen kann die anfängliche Zuwendung sich im Laufe der Zeit reduzieren oder gar in Abwendung umschlagen, wenn das Zusammensein mit der depressiven Person belastend wird. Dies wiederum bedeutet einen Verlust von Verstärkern, was in den oben beschriebenen Teufelskreis mündet. Eine grafische Darstellung des verstärkungstheoretischen Depressionsmodells nach Lewinsohn (1974) findet sich in Abbildung 5.

„Depression bewältigen" als Motto

Das Verstärkerverlustmodell ist aus der Depressionstherapie nicht mehr wegzudenken. Auch in der kognitiven Verhaltenstherapie hat es seinen festen Stellenwert. Dies ist der Tatsache zuzuschreiben, dass es nicht nur ein plausibles Entstehungsmodell der Depression darstellt, sondern auch praktische Implikationen für die Therapie der Depression bereithält. Die zentrale Implikation besagt, dass depressive Menschen wieder in Kontakt mit positiven Verstärkern kommen müssen. Die Person muss wieder aktiv werden und Möglichkeiten schaffen, angenehme Erfahrungen zu machen und positive Interaktionen mit anderen Menschen zu erleben. Zusätzlich sollte die Kompetenz verbessert werden, positive Erlebnisse aufzusuchen sowie negative Erlebnisse zu vermeiden. Ein grundlegendes Behandlungsmanual, das sich stringent auf die Verstärkerverlusttheorie bezog, ist der Coping With Depression Course (CWD; Lewinsohn, Steinmetz, Antonuccio & Teri, 1984) der für den deutschen Sprachraum in dem Manual „Depression bewältigen" adaptiert wurde (Herrle & Kühner, 1994). Auch neuere Varianten dieses Manuals folgen stets dem Ziel, das Aktivitätslevel der Patienten zu erhöhen. Dieses Kursprogramm kann auf der Basis von 24 deutschen und internationalen Studien als gut bewährt gelten.

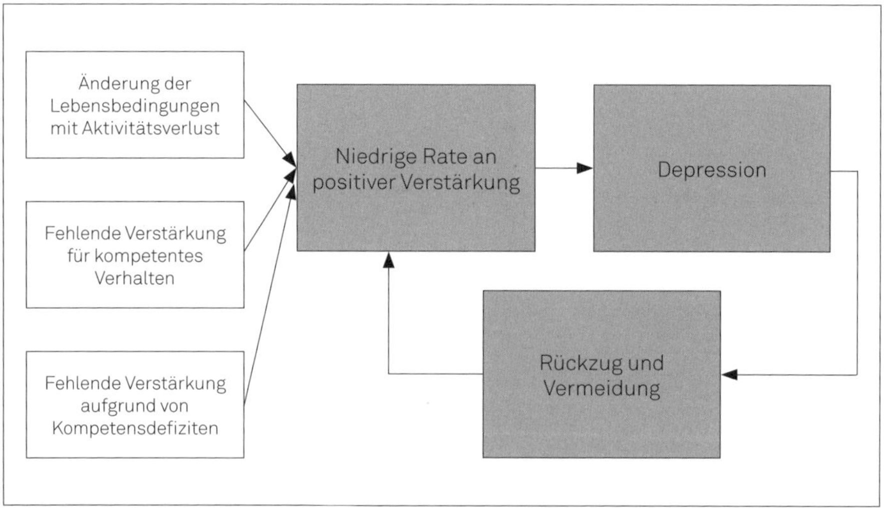

Abbildung 5: Vereinfachte Darstellung der Chronifizierung von Verstärkerverlust

2.3 Health Action Process Approach (HAPA)

Andere, eher motivationspsychologische Theorien befassen sich mit dem Aktivitätsrückzug selbst und erklären, welche Prozesse zur Aktivitätsminderung beitragen. Ein zentrales Modell ist der Health Action Process Approach (HAPA; Schwarzer, Lippke & Luszczynska, 2011), der wiederum im Grundgedanken auf dem Rubikonmodell der Handlungsphasen basiert (H. Heckhausen, 1989). Das HAPA-Modell wurde ursprünglich für die Erklärung und Vorhersage von Gesundheitsverhaltensweisen entwickelt (z. B. sportliche Aktivität, gesunde Ernährung). Es basiert auf der Annahme, dass eine Verhaltensänderung auf Prozessen der Absichtsbildung (Motivation) und Prozessen der Absichtsumsetzung (Volition) beruht. Diese Prozesse der Motivation und Volition sind auch bei der Umsetzung von Alltagsaktivitäten im Rahmen der Depression von Bedeutung (Krämer, Helmes, Seelig, Fuchs & Bengel, 2014; Krämer, Helmes & Bengel, 2014). Es ist wichtig, dass depressiv gestimmte und antriebsgeminderte Menschen sowohl eine Handlungsabsicht entwickeln als auch es schaffen, diese Absicht in die Tat umzusetzen. Beides ist während Phasen mit depressiver Stimmung nicht selbstverständlich.

Gesundheitspsychologische Erklärungsansätze

Die oben beschriebene Anhedonie beispielsweise ist eng verbunden mit dem Verlust von Motivation. So ist in der Depressionsliteratur auch oft von „motivationalen Symptomen" die Rede. Diese sind bei dem somatischen Syndrom einer akuten Depression besonders ausgeprägt (als „deutlicher Verlust von Interesse oder Freude an Aktivitäten, die normalerweise angenehm sind" und „mangelnde Fähigkeit, emotional auf Ereignisse oder Aktivitäten zu reagieren, auf die normalerweise eine emotionale Reaktion erfolgt"). Darüber hinaus haben viele Menschen auch Schwierigkeiten, einmal gebildete Absichten umzusetzen. Sie wollen zwar gerne aktiv werden, nehmen sich Aktivitäten vor, aber schaffen es dann (wieder) nicht, diese umzusetzen. Dies kann als ein Kernproblem im Bereich des Gesundheitsverhaltens angesehen werden: Wider besseres Wissen bleiben Menschen inaktiv, obwohl dies langfristig schädliche gesundheitliche Folgen nach sich zieht. Für viele Patienten mit depressiver Stimmungslage entsteht aus der eigenen Inaktivität aber ein Teufelskreis aus Schuldgefühlen, Selbstwertverlust und weiterer depressiver Stimmung.

Motivationsverlust

Absichten nicht umgesetzt

Ob eine Absicht überhaupt gebildet wird, hängt laut HAPA von verschiedenen Faktoren ab. Man muss mehr positive Konsequenzen (bspw. schöne Naturerlebnisse bei der Wanderung) von dem Verhalten erwarten als negative (bspw. Angst, sich zu verletzen), um die Aktivität überhaupt als erstrebenswert zu bewerten (Konsequenzerwartung). Darüber hinaus muss man sich die Ausführung des Verhaltens zutrauen, d. h. man muss über eine ausreichend gute Selbstwirksamkeitserwartung verfügen. Nur bei positiven Erwartungen entsteht eine Verhaltensabsicht, und der Mangel an positiven Erwartungen gehört zu den typischen kognitiven Defiziten bei der Depression.

Konsequenz- und Selbstwirksamkeitserwartung

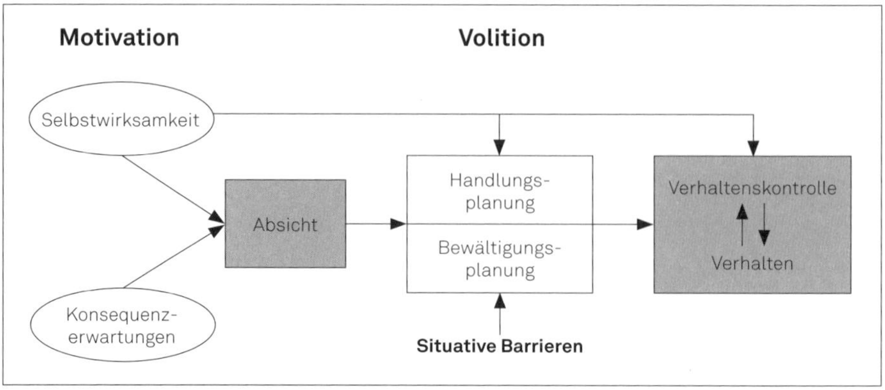

Abbildung 6: Modifizierter Health Action Process Approach (nach Schwarzer et al., 2011; Krämer, Helmes & Bengel, 2014)

Volitionale Kompetenzen

Zur Realisierung der Absicht sind volitionale Kompetenzen erforderlich. Hierzu zählen zunächst Handlungs- und Bewältigungsplanung. Je besser eine Person ausformuliert, welche Aktivität sie wann, wie, wo und mit wem ausführen möchte (Handlungsplanung), desto wahrscheinlicher wird die Verhaltensumsetzung (Sniehotta, Scholz & Schwarzer, 2006). Und die Person benötigt einen guten „Bewältigungsplan", wie sie mit möglichen Handlungshindernissen umgeht, die den gefassten Handlungsplan gefährden können (z. B. schlechtes Wetter, Müdigkeit). Als dritte volitionale Kompetenz nennt das HAPA die sogenannte Verhaltenskontrolle. Verhaltenskontrolle bezeichnet den regelmäßigen Abgleich seiner Verhaltensziele mit dem tatsächlich umgesetzten Verhalten und das damit verbundene Bemühen, sich seinen Zielen konform zu verhalten (vgl. Abbildung 6). Verhaltenskontrolle ist daher vor allem wichtig für die längerfristige Ausführung von Verhalten (Sniehotta, Nagy, Scholz & Schwarzer, 2006).

Defizite im motivational-volitionalen Prozess

In der Literatur finden sich zahlreiche Hinweise, dass psychische Störungen mit Defiziten im gesamten motivational-volitionalen Prozess einhergehen. Dabei gibt es „motivationale Typen" mit geringem Antrieb und geringer Verhaltensabsicht und „volitionale Typen", die zwar regelmäßig Absichten bilden, diese aber nicht oder nur selten umsetzen (Rüsch et al., 2015). Im HAPA-Modell werden diese Typen als Pre-Intender (ohne Absicht) und Intender (mit Absicht) bezeichnet. Hinzu kommt ein dritter Typ, die sogenannten Actors, die erfolgreich aktiv sind.

Dem klinisch-psychologischen Modell, der Verstärkerverlusttheorie und dem HAPA-Ansatz ist gemeinsam, dass sie erklären, warum Menschen Verhaltensweisen unterlassen, unterbrechen, oder aufgeben, die eigentlich im Dienste ihrer eigenen mittel- und längerfristigen Ziele (positive Befindlichkeit, Gesundheit) stehen. Im vorliegenden Band werden wir beide Ansätze nutzen, um das Vorgehen und seine Logik bei der Standardmethode „Verhaltensaktivierung“ zu erläutern und Vorschläge für ihre ideen- und abwechslungsreiche Anwendung zu machen. Aus dem HAPA-Modell lassen sich verschiedene Interventionsprinzipien ableiten:

Verhaltensabsicht, Planung, Verhaltenskontrolle

1. In einem ersten Schritt muss eine Verhaltensabsicht aufgebaut werden.
2. Dies geschieht über den Aufbau einer positiven Bilanz von positiven und negativen Konsequenzerwartungen und die Stärkung der Selbstwirksamkeitserwartung.
3. Die Umsetzung einer Absicht wird erleichtert durch konkrete Handlungsplanung, das Bewusstwerden möglicher Barrieren und eine effektive Barrierenbewältigung.
4. Zur langfristigen Aufrechterhaltung des Verhaltens muss eine dauerhafte Verhaltenskontrolle mit Selbstbeobachtung und -steuerung gefördert werden.

Bei Schwächen und Stärken ansetzen

Aus dem HAPA-Modell ergibt sich weiterhin die Empfehlung, dass mit jedem Patienten individuelle Schwerpunkte gesetzt werden sollten. Während ein Patient mit wenig Verhaltensabsichten (Pre-Intender) starke Unterstützung beim Motivationsaufbau benötigt, kann bei einem Patienten mit bestehenden Absichten, der aber unter Umsetzungsproblemen leidet (Intender), der Fokus auf volitionale Kompetenzen gelegt werden. Zugeschnittene Interventionen („tailoring“) sind zumindest im Einzelsetting gut umsetzbar und folgen dem Prinzip der individuellen Ziele und Methoden.

2.4 Persönlichkeit und Verhaltenskontrolle

Theoretisch steht bei der Verhaltensaktivierung im Vordergrund, dass aufgrund veränderter Selbstinstruktionen die Rate verstärkungswirksamer Handlungen steigen soll, auch wenn dem zunächst aktuelle Stimmungs- und Antriebsprobleme entgegenstehen. Aus unserer Sicht sind bei solch einem Prozess zahlreiche psychologische Voraussetzungen und Kompetenzen involviert, deren Bedeutung bei dem Ansatz der Verhaltensaktivierung nicht immer ausreichend expliziert wird. Welchen Patienten fällt es leichter, welchen schwerer, das Prinzip umzusetzen? Wir denken, dass für die Antwort auf diese Frage zahlreiche psychologische Variablen genannt werden müssen. Zunächst ist an Persönlichkeitsvariablen zu denken, von denen wir im Folgenden einige herausgreifen, die für die Umsetzung der Verhaltensaktivierung eine gute Voraussetzung sein sollten.

Das Maß, in dem Menschen ihre persönlichen Ziele verfolgen, nach Macht und sozialem Erfolg streben, ist aus zahlreichen verschiedenen differenzialpsychologischen Perspektiven beschrieben worden. Zuletzt stark diskutiert wurde das Konzept „Agency“ (Helgeson, 1994), das bei Menschen stärker ausgeprägt ist, die nach sozialem und beruflichem Erfolg, Macht und materiellem Wohlstand streben. Als dem Agency-Motiv antagonistisch definierte Schwartz (1992) das Konzept „Gemeinschaft“ (communion), welches ein Motivcluster umfasst, bei dem das Wohlbefinden anderer Familienmitglieder, die Sorge um das Wohlergehen anderer und die ökologische Situation des Planeten im Vordergrund stehen. Es ist umstritten, ob beide Motivschwerpunkte miteinander in Konflikt stehen müssen, oder aber integriert werden können. Man könnte argumentieren, dass Menschen, für die das Agency-Motiv im Vordergrund steht, besser von Verhaltensaktivierung profitieren sollten. Eine Person mit hohem Communion-Motiv, die werteorientiert gemeinschaftliches Engagement umsetzt, sollte andererseits genauso profitieren. Daten zur Frage, inwieweit die Wertestruktur eines Menschen seine Fähigkeit beeinflusst, von verhaltensaktivierenden Interventionen zu profitieren, fehlen aber bisher.

Unterschiedliche Motive nutzen

Da es bei der Verhaltensaktivierung bis zu einem gewissen Grad auch darum geht, eigene Stimmungen zu überwinden, könnten auch psychologische Ressourcen wie Selbstkontrolle oder Willensstärke eine wichtige Voraussetzung darstellen. Baumeister und Tierney (2012) nennen Intelligenz und Selbstkontrolle als die zwei wichtigsten Eigenschaftsvariablen, welche „Erfolg“ im Leben vorhersagen. Intelligenz können wir in unserem Zusammenhang vernachlässigen, sie sollte den Erfolg der Verhaltensaktivierung normalerweise nicht beeinflussen (vgl. z. B. Richards et al., 2016). Auf die Frage, warum es manchen Menschen besonders schwerfällt, sich selbst zu aktivieren, selbst wenn sie es sich vorgenommen haben und sie wissen, dass es ihnen – spätestens nach der Aktivität – guttun wird, könnte „mangelnde Selbstkontrolle“ eine Antwort sein. Es geht darum, eine Handlung zu initiieren, von der zwar mittel- oder langfristig positive Wirkungen zu erwarten sind, die aber keinen unmittelbaren Verstärkungswert hat (Beispiel: Bei Regen zu laufen, ist *anfangs* ungemütlich, mit der Zeit spielt der Regen keine Rolle mehr, *am Ende* freut sich der Läufer, dass er sich durch den Regen von seinem Ziel nicht abbringen ließ): Zugunsten späterer Verstärkung werden kurzfristig Nachteile in Kauf genommen. Baumeisters Ego-Depletion-Theory (Baumeister, Bratlavsky, Muraven & Tice, 1998; deutsch etwa „Selbst-Erschöpfungs-Theorie“) geht davon aus, dass Stress die kognitive Selbstkontrolle schwächt, und liefert damit einen Beitrag zu der Frage, warum die Selbstkontrolle gerade dann fehlt, wenn man sie am meisten bräuchte – denn verstärkende Aktivitäten wären gerade nach einem stressreichen Tag besonders wichtig.

Überzeugung, Selbstkontrolle zu haben, hilft

Studien aus anderen Forschergruppen zeigen aber, dass der Depletion-Effekt nur bei denjenigen Versuchspersonen auftritt, die die metakognitive Überzeugung haben, dass ihre Selbstkontrollleistung durch vorherige Anstrengung geschwächt werden kann. Manche folgen eher einer alternativen Überzeugung der Art, dass vorherige Anstrengung fit hält und zu weiterer Anstrengung motiviert. Bei diesen Versuchsteilnehmern ließ sich der Ego-Depletion-Effekt nicht zeigen (Job, Dweck & Walton, 2010). Das letztgenannte Ergebnis ist für die Therapieplanung von besonderer Bedeutung: Wenn Patienten selbst die Überzeugung haben, über „keine Selbstkontrolle" zu verfügen, so sollte der Therapeut dies als das, was es ist, verstehen, nämlich eine dysfunktionale metakognitive Überzeugung, die grundsätzlich veränderbar ist. Bei diesen Patienten mag die Selbstkontrolle zwar tatsächlich geringer sein als bei anderen, aber es gilt gerade bei diesen Patienten, dem „depressiven Sog" zu widerstehen und über eine entsprechend angepasste Zielformulierung Erfolgserlebnisse zu vermitteln.

2.5 Verwandte Konzepte: Ikigai

Ikigai (jap. „Lebenssinn") ist in der japanischen Kultur frei übersetzt „das, wofür es sich zu leben lohnt" oder auch „das Gefühl, etwas zu haben, für das es sich lohnt, morgens aufzustehen". Ikigai ist ein sehr persönlicher Prozess und das Resultat kann daher sehr verschieden sein. Findet oder hat ein Mensch sein Ikigai, bewirkt es für ihn ein Gefühl der Lebensfreude und damit innere Zufriedenheit.

Ikigai: täglich herausfinden, was Leben lebenswert macht

Typische Interessensbereiche oder Aktivitäten, die das Leben lebenswert machen, sind Natur – Garten, Familie – Kinder, Kunst – Malerei, Erde – Reisen, Lieblingssport, Musik – ein Instrument spielen, Partnerschaft – Vertrautheit. Neben diesen Interessenbereichen bezeichnet Ikigai aber auch das Gefühl, diesen Zustand der Lebensfreude erreicht zu haben. In dieser Bedeutung entspricht es aus westlicher Sicht einem subjektiven Wohlgefühl, das das Empfinden sinnhaften Handelns (einer Bestimmung) einschließt und in die „Freude, lebendig zu sein" mündet. Die Ähnlichkeit zu Prinzipien der Verhaltensaktivierung drängt sich auf: Aktivitäten, die mit den eigenen Vorlieben oder Werten verbunden sind, haben den größten Verstärkerwert; diese zu finden und umzusetzen ist aber gerade in depressiven Episoden eine anspruchsvolle psychologische Problemstellung.

Nach Kumano (2018) ist Ikigai eine individuelle Aufgabe, es sollte aus eigener Faszination heraus zum Ziel der eigenen Befriedigung gesucht und nicht nur als rein zweckmäßiges Handeln verstanden werden. Aus ihrer auch existenzialistisch geprägten Sichtweise sei Ikigai die Rechtfertigung für das Leben eines jeden einzelnen, wobei gerade auch das Wissen um die Vergänglichkeit aller materiellen und ideellen Güter, das Leiden und den eigenen Tod den Menschen in die Lage versetze, ein positives Gefühl für das Lebendigsein zu entwickeln. Ikigai sei auch das Gefühl der Befriedigung von Wünschen und Erwartungen, von Liebe und von Glücklichsein – allein oder zusammen mit anderen Menschen –, also die Gesamtwahrnehmung des Wertes des (eigenen) Lebens.

Ikigai ist kein klinisch-psychologisches Konzept, sondern Ausdruck der japanischen Lebenskultur. In einer siebenjährigen Longitudinalstudie mit über

40.000 erwachsenen Personen (zwischen 40 bis 79 Jahren) zeigten sich aber bedeutsame gesundheitliche Auswirkungen von Ikigai, hier definiert als „Glaube, dass es das eigene Leben wert ist, gelebt zu werden" (Sone et al., 2008). Im Zeitraum der Studie verstarben 7 % der Probanden. Bei der statistischen Auswertung wurden auch Faktoren wie Alter, Geschlecht, Ausbildung, Body-Mass-Index, Zigaretten- und Alkoholkonsum, körperliche Ertüchtigung, Arbeitsverhältnis, empfundener Stress, Krankengeschichte und eine Selbstbeurteilung der Probanden bezüglich ihrer Gesundheit berücksichtigt. Fast 60 % der Studienteilnehmer hatten bestätigt, Ikigai zu erleben, und diese Personen waren zumeist verheiratet, hatten eine Ausbildung, und standen in einem Arbeitsverhältnis; sie gaben an, weniger Stress zu haben, und schätzten sich selber gesünder ein. Die Auswertung der Todesfälle ergab, dass Personen, die Ikigai nicht erlebt hatten, eine höhere Mortalität aufwiesen (Sone et al., 2008).

Ikigai ist eine Aufgabe

Ikigai hat sich völlig unabhängig von dem Prinzip der Verhaltensaktivierung entwickelt. Dennoch ist es relevant, da es die Bedeutung der lebenslangen (!) Aufgabe betont, sein Ikigai zu finden. Übersetzt in die Terminologie dieses Buches können wir sagen: Es ist zentral, Ziele und Werte zu klären, für die es sich lohnt, aktiv zu werden. Dieser Aspekt wird in den neueren, „werteorientierten" Varianten der Verhaltensaktivierung betont (vgl. Kapitel 4.4.3), und das Fehlen dieser Komponente in früheren Varianten dürfte zu Problemen mit der Akzeptanz des Verfahrens geführt haben.

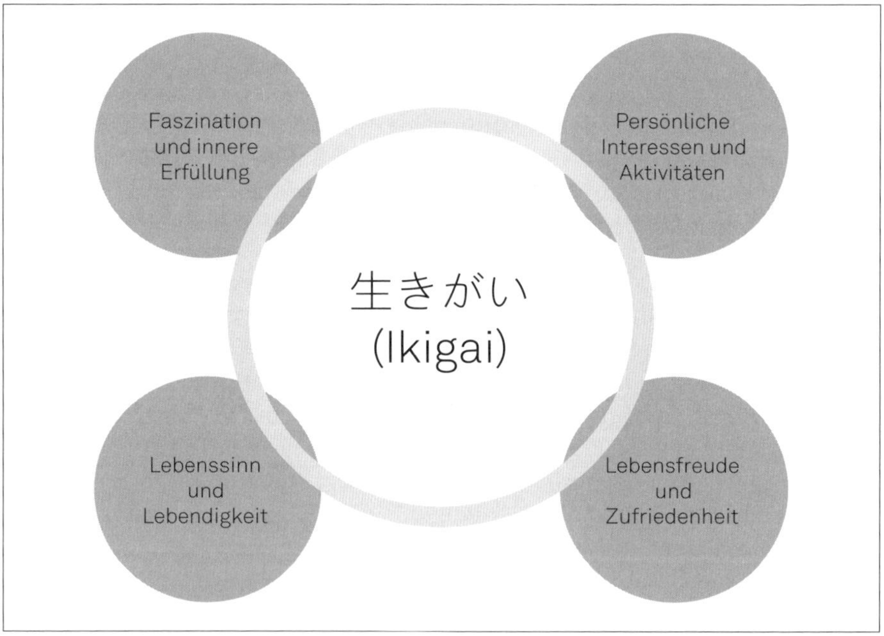

Abbildung 7: Ikigai – ein lebenslanger, ganzheitlicher Prozess

Wie die zusammenfassende Abbildung 7 zeigt, geht es um ein positiv-psychologisches Konzept, das sich für die Arbeit mit Patienten anbietet, die bereits remittiert sind und für die die Aufgabe besteht, kontinuierlich Themen wie innere Erfüllung, persönliche Interessen und Lebendigkeit im Blick zu behalten, um nicht erneut in depressogene Verhaltensmuster mit einer zu geringen Verstärkerrate zu verfallen.

2.6 Verwandte Konzepte: Genusstraining

Genussfähigkeit lässt sich lernen

Ebenfalls verwandt mit der Verhaltensaktivierung ist die Förderung des Genusserlebens in Form von Genusstrainings. In Deutschland hat sich die „Kleine Schule des Genießens" als Gruppenprogramm etabliert (Lutz & Koppenhöfer, 1983). Das halbstandardisierte, verhaltenstherapeutische Behandlungsprogramm wurde ursprünglich für depressive Patienten entwickelt und wird in Gruppen von etwa acht Teilnehmern durchgeführt. Über zehn Sitzungen hinweg sollen die Teilnehmer lernen, gesundes Erleben wiederzuentdecken und negativ sanktionierende, genusshinderliche Kognitionen (Genussverbote) aufzugeben. Das Genusstraining verfolgt das Ziel, Genuss auf direktem Wege herzustellen und anzuleiten (Koppenhöfer, 2017). In je zwei Sitzungen werden Übungen zu einem Sinnesbereich durchgeführt: Riechen, Tasten, Schmecken, Sehen und Hören. Hierzu bringt der Therapeut potenziell genussvolle oder auch intensive Materialien mit, beispielsweise eine Himbeere oder ein Kirschkernsäckchen. Durch das Riechen, Spüren, Schmecken, Sehen und Hören der Materialien soll für die Sinnesmodalitäten sensibilisiert werden. Es wird nicht erwartet, dass sich der Genuss automatisch einstellt, daher kommt es zum Einsatz von sogenannten Genussregeln:

Genussregeln (Koppenhöfer, 2017)

- Genuss braucht Zeit.
- Genuss muss erlaubt sein.
- Genuss geht nicht nebenbei.
- Genuss ist Geschmackssache (jedem das Seine).
- Weniger ist mehr.
- Ohne Erfahrung kein Genuss.
- Genuss ist alltäglich.

Genuss setzt Aufnahmebereitschaft voraus

Die Genussregeln besagen im Kern, dass Genuss nur mit ausreichend Zeit und Geduld und über eine achtsame Haltung erreicht werden kann. Daher wird für jede Genussübung ein einzelner Genussaspekt herausgegriffen, dem man sich achtsam zuwendet. Die Genussübungen werden durch Imaginationsübungen unterstützt, die die Sinnesempfindungen verstärken und lebensgeschichtlich verknüpfen sollen. Zum Beispiel kann der Geruch von frisch gemahlenem Kaffee an die Sonntagsfrühstücke in der Familie erinnern, die gemeinsame Zeit und Wohlbefinden bedeuteten. Die Patienten sollen differenzieren lernen, was ihnen guttut und was nicht. Sie sollen erleben, dass ihre aktuellen Sinnesempfindungen Einfluss auf ihre Stimmung haben können. Dies stärkt das Autonomieerleben der Patienten und die Erkenntnis, dass Stimmung beeinflussbar ist. Das Wirkrational, das hier zugrunde liegt, ist dem der Verhaltensaktivierung sehr ähnlich. Wie bei der Verhaltensaktivierung wird angenommen, dass das Erleben einen direkten Einfluss auf die Stimmung hat. So zielen die Stimmungsprotokolle, die wir in Kapitel 4.4.2 ausführlich beschreiben, direkt darauf ab, dass Patienten den Zusammenhang zwischen ihren Aktivitäten und ihrer Stimmung erkennen. Mithilfe der Stimmungsprotokolle merken die Patienten, dass sie ihre Stimmung gezielt beeinflussen können und sie der Depression nicht hilflos ausgeliefert sind. Die Verhaltensaktivierung zielt auf Aktivitäten im Allgemeinen, während das Genusstraining lediglich auf das Sinneserleben fokussiert. Verhaltensaktivierung und Genusstraining schließen sich dabei aber keineswegs aus, sondern können sich sehr gut ergänzen, beispielsweise in stationären Settings wie der psychosomatischen Rehabilitation. Denkbar ist z. B. ein stufenweises Vorgehen, bei dem der Patient in einem ersten Schritt durch Genusstraining für die Wahrnehmung positiver Aspekte sensibilisiert wird, bevor in einem zweiten Schritt jene Aktivitäten gefördert werden, die mit Genuss und positivem Erleben assoziiert sind (vgl. Kapitel 4.4.1). Letztlich sind erlebnisbezogene Übungen auch deswegen entscheidend, weil sie intensiver wahrgenommen und im Gedächtnis gespeichert werden als Gesprächsinhalte und deswegen ein gewisses Gegenmittel bezüglich der bei Depressiven ausgeprägten Tendenzen, sich gegen Veränderung zu immunisieren („das bringt mir alles nichts"), darstellen können.

Genusstraining unterstützt Verhaltensaktivierung

3 Diagnostik und Indikation

3.1 Indikationsstellung und selektive Indikation

Die wichtigsten neueren Konzeptionen zur Verhaltensaktivierung machen bemerkenswerterweise keine präzisen, empirisch belegbaren Aussagen zur Indikation dieser Interventionsform. Zieht man die zahlreichen empirischen Studien zur Verhaltensaktivierung heran, so beziehen sich die weitaus meisten auf Patienten mit einer einzelnen depressiven Episode oder einer depressiven Episode im Rahmen einer rezidivierenden depressiven Störung. Verhaltensaktivierung kann als eine empirisch bewährte Behandlungsform für unipolare Depressionen gelten (National Institute of Health and Clinical Excellence, 2009) und ist für diese auch indiziert. Die Einfachheit und Strukturiertheit des Verfahrens lässt es auch bei schweren depressiven Störungen und bei stationären Behandlungsintervallen aussichtsreich erscheinen (z. B. Folke et al., 2015). Es gilt aber zu betonen, dass die Verhaltensaktivierung sich auch bei zahlreichen anderen Störungen und in spezifischen Anwendungskontexten bewährt hat.

Verhaltensaktivierung bei motivationalen und volitionalen Defiziten indiziert

Wie bei jeder Therapie sollte bei jedem Patienten individuell überlegt werden, von welchen Facetten der Verhaltensaktivierung der Patient bestmöglich profitiert. Dazu lohnt es sich, Art und Ausmaß der Aktivitätseinschränkungen bzw. Defizite auf dem Weg zu positiver Verstärkung zu erfragen. In Anlehnung an das HAPA-Modell können Patienten mit motivationalen Defiziten (Non-Intender) und Patienten mit volitionalen Defiziten (Intender) unterschieden werden (vgl. Kapitel 2.3). Non-Intender sind in der Phase der Absichtslosigkeit, während Intender Verhaltensabsichten haben, aber an der Umsetzung scheitern. Nitschke und Mackiewicz (2006) diskutieren, dass diese Typen unterschiedlichen Schweregraden und zeitlichen Verläufen der Depression entsprechen. Sie nehmen an, dass Betroffene in leichten Phasen der Depression zunächst noch Absichten haben, aber bereits unter Umsetzungsproblemen leiden. In schweren Phasen kommt ein amotivationales Syndrom hinzu. Schwer depressiven Patienten fehlt nach dieser Annahme beides – der Wunsch zu handeln, ebenso wie die Fähigkeit, Absichten umzusetzen. Hinsichtlich der Ätiologie von Aktivitätseinschränkungen und depressiver Symptomatik, wird diskutiert, dass volitionale Defizite ein Vorläufer einer verringerten Motivation sind: Das wiederholte Scheitern von Absichten und Plänen mag zu Misserfolgserlebnissen, Selbstzweifeln und einer Stimmungsverschlechterung führen. Einer solchen Argumentation folgend ist gut vorstellbar, dass volitionales Scheitern ein wichtiger Faktor in der Ätiologie der Depression darstellt (vgl. Strauman, 2002).

Merke: Das amotivationale Syndrom

Ein Zustand ohne gefühlte Motivation kommt in zahlreichen Störungsbildern vor, insbesondere bei Residualzuständen der Schizophrenie, bei depressiven Störungen und Persönlichkeitsstörungen. Darüber hinaus wird ein amotivationales Syndrom (ICD-10: F12.72) auch im Rahmen von cannabisassoziierten Störungen diskutiert. Es gilt inzwischen als gesichert, dass nach chronischem und exzessivem Missbrauch von Cannabinoiden Zustände von Lethargie, Passivität, Affektverflachung, Antriebsmangel und Interessenslosigkeit auftreten können.

Motivationsförderung vs. Umsetzung von Absichten

Zwar sind die beschriebenen kausalen Pfade noch nicht hinreichend untersucht, jedoch lassen sich für die Behandlungspraxis wichtige Schlussfolgerungen aus der Unterscheidung von motivationalen und volitionalen Typen ziehen. So wird auch von den Autoren des HAPA-Modells empfohlen, bei beiden Typen unterschiedlich zu intervenieren. Während bei Non-Intendern zunächst motivationsfördernde Maßnahmen fokussiert werden sollten (z.B. Aufbau von positiven Erwartungen und Selbstwirksamkeit), kann bei Intendern schneller zur Aktivitätsumsetzung übergegangen werden (z.B. durch konkrete Planung, Umgang mit Barrieren, vgl. Kapitel 4). Das klingt zumindest für die Einzeltherapie naheliegend und sollte bei jeder individualisierten Verhaltenstherapie berücksichtigt werden.

3.2 Wann ist Verhaltensaktivierung indiziert – jenseits der Depression?

Wirkt bei Vermeidung, repetitivem Denken, Verhaltensexzessen

Neuere Studien zeigen, dass das Verfahren auch bei depressiven Patienten mit komorbiden somatischen Erkrankungen (vgl. Kapitel 3.3.2) oder komorbiden psychischen Störungen (Gros et al., 2012) erfolgreich eingesetzt werden kann. Es gibt auch erste Wirksamkeitsnachweise für Verhaltensaktivierung bei Negativsymptomatik im Rahmen psychotischer Störungen (Mairs, Lovell, Campbell & Keeley, 2011), bei Essstörungen (Alfonsson, Parling & Ghaderi, 2015), bei Demenz (Farrand et al., 2016), in der Raucherentwöhnung sowie bei transdiagnostischen Populationen, bei denen depressive und Angstsymptomatik gemischt auftreten, und bei denen es gilt, Vermeidungstendenzen zu überwinden (z.B. Chen, Liu, Rapee & Pillay, 2013). Das Potenzial der Verhaltensaktivierung wird dabei besonders darin gesehen, dass sie repetitives negatives Denken zu reduzieren vermag, indem sie statt frustrierender, energie- und aufmerksamkeitsbindender Prozesse wie Grübeln und

Sorgen eine Systematik zur Ableitung verhaltensbezogener Alternativen anbietet. Für weitere Syndrome und Störungen erscheint ein Einsatz plausibel, auch wenn noch keine systematischen Beobachtungen vorliegen. Als ein für die Versorgung wichtiges Beispiel möchten wir das chronische Erschöpfungssyndrom (chronic fatigue syndrome) heranziehen. Sein Leitsymptom ist eine starke, alle Aktivitäten beeinträchtigende Müdigkeit und Erschöpfung; vor allem nach körperlichen Belastungen. Nachgewiesen sind Fehlregulationen unter anderem des Nervensystems, des Immunsystems und des Hormonsystems. Weder die Ursachen der Krankheit sind geklärt, noch, ob es sich um ein einheitliches Krankheitsbild handelt. Daher ist nur eine an den Patienten angepasste, unterstützende Behandlung der Symptome möglich. Der von Gaab und Ehlert (2005) beschriebene „Allmähliche Aktivitätsaufbau" wird bei diesem Störungsbild als zentral und unverzichtbar eingeschätzt. Das Vorgehen ähnelt dem bei der Verhaltensaktivierung, fokussiert aber stärker auf die Steigerung von Aktivitäten nach Intensität und Art.

Chronic Fatigue und Prokrastination

Naheliegend ist auch eine Anwendung der unten vorgestellten Behandlungsmethoden bei Prokrastinationstendenzen. Auch Prokrastination, also das wiederholte Aufschieben von anstehenden Aufgaben, ist geprägt von Vermeidungsverhalten. Betroffene Personen ziehen sich in die Passivität zurück oder verbringen ihre Zeit mit lediglich kurzfristig lustbetonten Aktivitäten, während sie gleichzeitig ihre Pflichten vernachlässigen. Abhilfe kann sowohl ein Motivationsaufbau als auch konkrete Zwischenziele und Planungen schaffen, wie wir sie in Kapitel 4 darstellen. Auch bei Arbeitsstörungen kann Verhaltensaktivierung indiziert sein:

Fallbeispiel

Ein 23-jähriger Student stellte sich erst in der Ambulanz vor, als ihm die Exmatrikulation drohte. Er verbrachte fast seine gesamte Zeit mit Spielen im Internet. Dieses Verhalten zeigte er bis tief in die Nacht, und am nächsten Tag fehlte die Energie, mit der Masterarbeit zu beginnen. Aus der Problemanalyse ließen sich direkt Schritte ableiten, wie sie auch für die Verhaltensaktivierung typisch sind: Eine verbesserte Tagesstruktur etablieren, Vermeidungsverhalten unterbinden (hier: die Ablenkung durch das Spielen) und wertebezogenes Verhalten in kleinen Schritten umsetzen. Der Studienabschluss war dem Patienten äußerst wichtig, aber es wurde auch vereinbart, dass die ersten Schritte in der Therapie möglichst erfolgreich sein sollten, was auch hieß, über kleine, realistisch erreichbare Zwischenziele. Besonders wichtig war, dass der Patient antizipierte, das Vermeidungsverhalten nicht reduzieren zu können, wenn er nicht „radikal" sein Spielverhalten änderte. Er meldete sich – trotz eines über Monate erarbeiteten hohen Spielstatus – aus dem Internetspiel ab und informierte nahe Freunde, ihn dabei zu unterstützen, nicht wieder damit anzufangen. Das eigentliche werteorientierte Verhalten (Schreiben der Masterarbeit) war dann weit weniger schwierig als gedacht, weil er inzwischen nicht mehr (wie am Anfang der depressiven Episode) stark unter einer Trennung litt. Die Verstärkerwirkung des neuen Verhaltens war enorm: Entlastung von der Bedrohung der Exmatrikulation, Rückgewinn von Kontrollmöglichkeiten, erhöhter Selbstwert, soziale Verstärkung durch den Therapeuten und die Freunde.

3.3 Spezielle Zielgruppen

3.3.1 Einsatz bei Älteren

Mit der sogenannten ENGAGE Therapy (Alexopoulos et al., 2016) wurde der Ansatz der Verhaltensaktivierung speziell für die Behandlung älterer Menschen adaptiert. Grundannahme der ENGAGE-Therapie ist, dass Depressionen bei Personen im fortgeschrittenen Alter häufig durch eine neurobiologische Dysfunktion der positiven Valenzsysteme im Gehirn bedingt wird, was durch verschiedene neurowissenschaftliche Studien belegt wurde. Dies führt dazu, dass die Personen Defizite bei der belohnungsbezogenen Entscheidungsfindung aufweisen sowie eine Beeinträchtigung bei der Handlungsselektion, wenn es darum geht, sich zwischen Handlungen mit unterschiedlicher Präferenz zu entscheiden. Studien konnten auch zeigen, dass das belohnungsbezogene Lernen und Entscheiden bei älteren Patienten mit Depression vermindert ist, vor allem, wenn die Belohnung ungewiss ist oder die Aufgabe eine flexible Anpassung erfordert. Hinzu kommt, dass eine Depression häufig mit erhöhtem Stresserleben verbunden ist, was zusätzlich die funktionelle Plastizität in Belohnungszentren vermindert.

Achte bei Älteren auf neurobiologische Defizite

Das Hauptprinzip von ENGAGE ist die sogenannte „reward exposure", auf Deutsch das Einwirken von Belohnungen. Damit ist gemeint, dass soziale und physische Aktivitäten, die für den Patienten von Bedeutung sind, mit großer Wahrscheinlichkeit eine Belohnungswirkung beinhalten, da der Patient sie als angenehm erleben wird. Hier wird auch deutlich, dass die Autoren die Wertbezogenheit in das Programm integrieren.

Vereinfachte Strategien für Ältere

Da Personen höheren Alters häufig große Unterschiede in Bezug auf körperliche und geistige Fitness aufweisen, nutzt ENGAGE vereinfachte Strategien, die sich für verschiedene Bildungsgrade, Hintergründe und kognitive Fähigkeiten einsetzen lassen. Das Vorgehen ist nach der Stepped-care-Logik gestaltet: Zunächst wird mit einfach anzuwendenden sozialen und physischen Aktivitäten angefangen, im Laufe des Programms geht man dann zu immer komplexeren Aktivitäten über. Bei Patienten, denen eine Aktivitätensteigerung bereits im ersten Schritt gelingt, werden keine weiteren Angebote formuliert. Nur wenn es bei der Umsetzung Schwierigkeiten gibt, gehen die Therapeuten auf die bestehenden Barrieren für eine Aktivitätensteigerung näher ein, insbesondere auf negative kognitive Verzerrungen (hier liegt eine Überlappung mit der kognitiven Therapie), auf emotionale Dysregulationen und auf Apathie. Ist auch dann noch keine ausreichende Besserung erreicht, werden tendenziell altersspezifische Probleme wie Schmerz- und/oder Schlafstörungen und Hospitalisierung vertiefend aufgegriffen.

Das ENGAGE-Programm besteht aus neun Sitzungen à 40 bis 45 Minuten. Patienten entwickeln unter Anleitung der Therapeuten eine Liste belohnender Ziele und wählen nach jeder Sitzung zwei bis drei davon aus, die sie bis zur nächsten Sitzung umsetzen wollen. Dafür erstellen sie eine Liste, wie sie die Ziele jeweils erreichen können und wählen die für sie beste Idee aus. Daraufhin erfolgt eine konkrete Planung inklusive der Identifizierung von Hindernissen.

Therapeuten setzen besonders auf Eigeninitiative und -verantwortung und intervenieren im engeren Sinne nur dann, wenn es Probleme bei der eigenständigen Umsetzung gibt. Diese Interventionen beinhalten, z.B. den Fokus auf Positives zu richten, als Advocatus Diaboli negative Annahmen zu hinterfragen, Dinge zu finden, die Patienten motivieren, oder Checklisten und Erinnerungen einzuführen. Auch Stressbewältigungsstrategien, Entspannungstechniken und Imaginationsübungen sind Teil des Programms. Patienten üben die Strategien jeweils allein und wenden sich bei Schwierigkeiten an den Therapeuten.

SOK-Ansatz

Ein weiterer Ansatz zur Verhaltensaktivierung im höheren Lebensalter ist der SOK-Ansatz (Selektive Optimierung mit Kompensation), der auf Baltes und Baltes (1990) als Metamodell des erfolgreichen Alterns zurückgeht. Nach dem SOK sollte die Aktivitätsauswahl im Alter selektiv mit Hinblick auf die Möglichkeiten des Patienten erfolgen; es kommt zu einer Begrenzung der Ziele und Aktivitäten (Selektion). Der Patient sollte gegebenenfalls angeregt werden, seine bestehenden Ressourcen und Fähigkeiten zu erweitern, um diese neuen Aktivitäten ausführen zu können; es findet ein Lernprozess statt, in dem der Patient seine Skills verbessert (Optimierung). Darüber hinaus kann es zum Einsatz von Hilfsmitteln kommen, um die Aktivitätsausübung zu unterstützen (Kompensation).

Fallbeispiel: Herr Rombach

Herr Rombach hat einen Garten, den er leidenschaftlich gerne pflegt. In den letzten Jahren ist ihm das aber immer schwerer gefallen und er möchte am liebsten alles an den Nagel hängen. In der Arbeit mit dem SOK-Modell lernt Herr Rombach, sich von dem Alles-oder-Nichts-Gedanken zu verabschieden und erarbeitet einen Plan (vgl. Abbildung 8), wie er sich gleichzeitig entlastet und weiterhin Freude an seinem Garten und der Gartenarbeit hat.

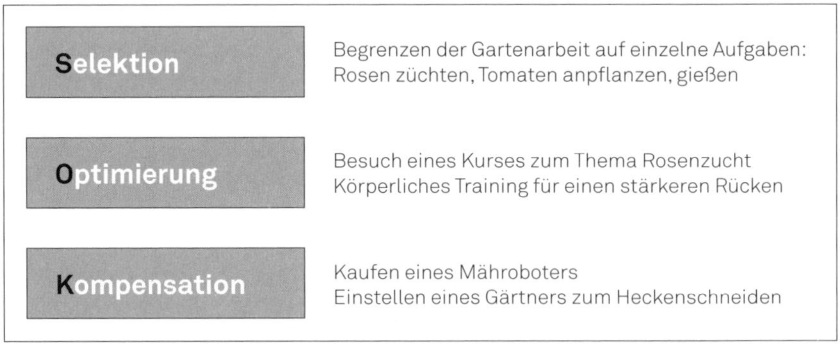
Selektion
Begrenzen der Gartenarbeit auf einzelne Aufgaben: Rosen züchten, Tomaten anpflanzen, gießen
Optimierung
Besuch eines Kurses zum Thema Rosenzucht
Körperliches Training für einen stärkeren Rücken
Kompensation
Kaufen eines Mähroboters
Einstellen eines Gärtners zum Heckenschneiden

Abbildung 8: SOK-Modell am Beispiel Gartenarbeit

3.3.2 Einsatz bei chronischer körperlicher Erkrankung

Viele Menschen, die unter einer chronischen körperlichen Erkrankung leiden, weisen komorbid eine depressive Erkrankung auf. Auch bei komorbid körperlich erkrankten Patienten kann Verhaltensaktivierung erfolgreich zur Behandlung der depressiven Symptomatik eingesetzt werden. So liegen beispielsweise für Epilepsie, Brustkrebs sowie Diabetes randomisierte kontrollierte Studien vor, in denen die depressive Symptomatik erfolgreich reduziert werden konnte (Chaytor et al., 2011; Ciechanowski et al., 2010; Hopko et al., 2013; Schneider et al., 2016; Verkaik et al., 2011). Darüber hinaus gibt es vielversprechende Pilotstudien, die die depressive Symptomatik bei Adipositas senken konnten und auch Ansätze zur Verhaltensaktivierung nach Schlaganfall werden aktuell evaluiert.

Ist es überhaupt naheliegend, dass Verhaltensaktivierung z. B. bei depressiven Krebspatienten zu einer Verbesserung der Stimmung führt? Nein und ja. Nein, da man annehmen kann, dass bei einem körperlich erkrankten Patienten Themen der Krankheitsverarbeitung und Sinnsuche im Mittelpunkt stehen und der Patient möglicherweise genau darüber sprechen möchte. Und ja, weil Krankheitsverarbeitung und Sinnsuche auch die Tendenz abbilden, sich dem Leben trotz Schicksalsschlägen wieder zuzuwenden. Weniges könnte an diesem Punkt hilfreicher sein als eine geleitete Verhaltensaktivierung, die speziell die Besonderheiten depressiver Stimmungslagen und körperlicher Einschränkungen berücksichtigt.

Im Kontext körperlicher Erkrankung ist insbesondere ein werteorientiertes Vorgehen in der Verhaltensaktivierung zu empfehlen. Werteorientierung bedeutet hier, sich mental weg zu bewegen von den Einschränkungen, die die körperliche Erkrankung mit sich bringt (z. B. Verlust von Hobbys oder Arbeitsplatz), und sich bewusst dem zuzuwenden, was – trotz der Einschränkungen –

noch möglich ist. Denn während Fähigkeiten oder Aktivitäten teilweise verloren gehen können, so bleiben Werte auch über Krankheitsphasen und Verluste hinweg bestehen. Zwar sind – zum Beispiel – für eine Krebspatientin die früheren Mannschaftsaktivitäten nicht mehr möglich, aber der dahinterliegende Wert, ein geselliger Mensch sein zu wollen, trägt die Patientin über gesunde und kranke Phasen hinweg (vgl. Fallbeispiel in Kapitel 7.3). So waren auch die oben genannten Studien zumeist auf die Werte der teilnehmenden Patienten ausgerichtet.

Vorgehen bei körperlich erkrankten Patienten

- Werte- und Ressourcenorientierung betonen.
- Antidepressive Aktivitäten im Rahmen des körperlich Möglichen erkennen.
- Vermeidungsverhalten überwinden.
- Ggf. Schamgefühle und Krankheitsängste als Verhaltensbarrieren thematisieren.
- Krankheitsbedingte Einschränkungen bei der Aktivitätenplanung berücksichtigen.

Körperliche Einschränkungen ändern nichts am Vorgehen

Es kann sein, dass die körperliche Erkrankung bei der Behandlung der Depression eine Rolle spielt; das muss aber nicht der Fall sein. Wie stark sich ein Patient durch die Erkrankung eingeschränkt fühlt, ist subjektiv sehr unterschiedlich. Daher sollte im Einzelfall geklärt werden, ob die Erkrankung auch einen Einfluss auf die Aktivität des Patienten hat. Geht die Patientin nicht mehr zum Stammtisch, da sie Angst hat vor den Fragen ihrer Bekannten? Ist der Herzinfarktpatient zurückhaltend, weil er den nächsten Infarkt befürchtet? Der Umgang mit Ängsten und Sorgen in der Therapie folgt dem generellen Vorgehen der Verhaltensaktivierung (vgl. Kapitel 4.3). Sollte fraglich sein, ob bestimmte Verhaltensweisen medizinisch indiziert sind (z. B. Sport bei kardiovaskulären Erkrankungen), sollte der Patient ermuntert werden, sich mit seinem Arzt über mögliche Einschränkungen auseinanderzusetzen. Gegebenenfalls muss vorab ein entsprechendes medizinisches Konsil eingeholt werden. Auch bei der Aktivitätenplanung (vgl. Kapitel 4.5) und beim Umgang mit Barrieren (vgl. Kapitel 4.6) können sich Besonderheiten durch die körperliche Erkrankung ergeben. Hat ein Diabetespatient besonders zuckerbedingte Schwankungen im Energielevel? Dann sollten Aktivitäten erstmal für die kraftvollsten Phasen geplant werden.

Abgesehen von derartigen krankheitsbedingten Einschränkungen kann die Verhaltensaktivierung bei körperlicher Erkrankung vergleichbar ablaufen wie bei jeder anderen Verhaltensaktivierung auch. Generell gilt: Die Prinzipien und Techniken der Verhaltensaktivierung sind prinzipiell auch bei körperlicher Erkrankung anwendbar, müssen nur manchmal auf den durch die

Erkrankung veränderten Kontext angepasst werden. Während bestimmte Verstärkerquellen nicht mehr oder nur noch eingeschränkt verfügbar sind (zumeist im Arbeitskontext), sind alternative Betätigungsmöglichkeiten mitunter deutlich besser verfügbar (Kontakte zu Freunden und Familie, Hobbys wie Lesen, Gesundheitssport, etc.).

3.4 Diagnostische Verfahren

Verhaltensbezogene Diagnostik wichtig

Der wichtigste diagnostische Zugang im Rahmen der Verhaltensaktivierung ist die funktionale Verhaltensanalyse: Im Rahmen der ausführlichen Symptom- und Aktivitätenprotokollierung, die wir unten eingehend beschreiben, werden Kontingenz und Kontiguität zwischen eigenem Verhalten und vorausgehenden, begleitenden, und folgenden Stimmungen und Symptomen fortlaufend untersucht. Im Rahmen der Status- und Prozessdiagnostik sowie für die Qualitätssicherung bzw. Erfolgskontrolle kommt der Messung der Aktivitäten eine zentrale Rolle zu. Dabei hat sich im Bereich der Fragebogendiagnostik die Behavioral Activation for Depression Scale (BADS) etabliert (Kanter, Mulick, Busch, Berlin & Martell, 2007; Kanter, Rusch, Busch & Sedivy, 2009; dt. Version: Hoyer & Teismann, 2016). Dieser Selbstbeurteilungsfragebogen soll zentrale Zielparameter des Therapieansatzes messen. Jeweils für den Zeitraum der vergangenen Woche erfasst der Fragebogen das Ausmaß aktiven Verhaltens, das Vermeidungsverhalten, Beeinträchtigungen bei der Arbeit/Schule und im sozialen Bereich.

Die BADS besteht aus 25 Items, die zu 4 Skalen zusammengefasst werden: Aktivierung (7 Items; „Activation"), Vermeidung/Grübeln (8 Items; „Avoidance/Rumination"), Beeinträchtigungen bei der Arbeit/in der Schule (5 Items; „Work/School Impairment"), Beeinträchtigungen im Sozialleben (5 Items; „Social Impairment"). Die Items sind siebenstufig skaliert von „trifft überhaupt nicht zu" (0) bis „trifft vollkommen zu" (6). Die Testdurchführung dauert etwa fünf Minuten, bei wiederholter Messung weniger. Die Skala ist grundsätzlich in allen Altersgruppen einsetzbar. Für die deutsche Version der BADS liegen Daten zu studentischen Stichproben und einer klinischen Stichprobe vor (vgl. Teismann, Ertle, Furka, Willutzki & Hoyer, 2016). Die BADS ermöglicht die Quantifizierung der oben genannten Konzepte moderner Verhaltensaktivierung. Die BADS kann zur Therapie-Erfolgsmessung und zur Erfassung von Veränderungen im Therapieprozess genutzt werden (vgl. Tabelle 4). Eine ausführliche Darstellung zur Entwicklung des Verfahrens und zu seinen psychometrischen Kennwerten sowie die deutsche Version des Verfahrens finden sich frei zugänglich unter www.psychometrikon.de (Hoyer & Teismann, 2016).

Wie in jeder Depressionstherapie sollte der Depressionsstatus fortlaufend gemessen werden, u. a. um den Behandlungsfortgang zu überprüfen und Ver-

Tabelle 4: Beispielitems für die vier Subskalen der Behavioral Activation for Depression Scale – Deutsche Version (vgl. Hoyer & Teismann, 2016)

Aktivierung	• Ich habe viele und unterschiedliche Aktivitäten unternommen. • Ich habe meine Tagesaufgaben strukturiert. • Ich war eine aktive Person und habe die Ziele erreicht, die ich mir vorgenommen hatte.
Vermeidung/ Grübeln	• Ich habe versucht, an bestimmte Dinge nicht zu denken. • Ich habe viel Zeit damit verbracht, wieder und wieder über meine Probleme nachzudenken. • Ich habe ständig über Möglichkeiten nachgedacht, ein Problem zu lösen, doch ich habe keine der Lösungen ausprobiert.
Beeinträchtigung im Bereich Schule/ Arbeit	• Es gab Dinge zu tun, die ich nicht erledigt habe. • Ich war aktiv, habe aber keines meiner Tagesziele erreicht. • Ich bin nicht zur Arbeit/Schule gegangen, weil ich einfach zu erschöpft war oder mich nicht danach gefühlt habe.
Beeinträchtigung im sozialen Bereich	• Ich habe Dinge unternommen, um mich von anderen Leuten abzuschirmen. • Ich war zurückgezogen und still, auch unter Leuten, die ich gut kenne. • Ich habe keinen meiner Freunde getroffen.

schlechterungen frühzeitig erkennen zu können. Im vorliegenden Kontext empfehlen wir, die Aktivitätenmessung mit der BADS mit der Depressionsmessung zu verknüpfen, da so die meist gegenläufige Entwicklung beider Maße beobachtet werden kann, was dem Rational der Behandlung entspricht. Die mindestens wöchentliche Gabe der BADS schützt allerdings nur bedingt vor der typischen Tendenz, in der Rückschau stark verallgemeinernde Aussagen über die Stimmung oder Aktivitäten zu treffen (retrospective recall bias), deswegen ersetzt sie auch nicht die täglichen Stimmungs- und Aktivitätenprotokolle.

Schrittzähler als Ergänzung

Im Bereich der sport- und gesundheitsbezogenen Messungen haben sich zahlreiche neue Verfahren etabliert, mit denen die körperliche Bewegungsaktivität objektiviert werden können. Dazu gehören z.B. Schrittzähler, Akzelerometer oder andere Formen der Objektivierung der täglichen körperlichen Bewegungsaktivität. Akzelerometer sind ähnlich wie Schrittzähler kleine Apparate, die eng am Körper getragen werden. Sie messen Beschleunigungen anhand von drei Achsen (horizontal, vertikal und mediolateral) und können anhand dessen auf Körperbewegungen rückschließen. Gängige Akzelerometer berechnen z.B. die tägliche Dauer an Aktivität auf verschiedenen Intensitätsleveln. Einige Modelle beziehen dabei auch barometrische und Temperaturmaße in die Berechnungen mit ein. Dadurch sind die Geräte in der Lage, auch Höheninformationen zu verarbeiten und das normale Joggen in der Ebene vom Joggen am Berg zu unterscheiden.

Schon das Messen motiviert

Mittlerweile verfügen auch Smartphones, Smartwatches und andere „Wearables“ über die Technik der Akzelerometrie. Bei einigen Modellen ist dabei z. B. das Schritte zählen schon in den Standardeinstellungen des Geräts integriert. Bei anderen kann man sich zusätzliche Apps herunterladen, die die tägliche Bewegung erfassen und optisch aufbereiten. Zwar sind Validität und Reliabilität der smarten Bewegungserfassung noch eingeschränkt, aber für die Selbstkontrolle und grobe Erfolgsmessung im Rahmen der Verhaltensaktivierung können die Geräte durchaus eingesetzt werden, insbesondere wenn die Patienten eine Affinität zur Selbstüberprüfung und zur Nutzung moderner Apps mitbringen. Alleine das Beobachten der eigenen Aktivität durch Schrittzähler hat häufig einen positiven Effekt auf das Aktivitätsniveau, indem es metakognitive Kontrollprozesse provoziert (Motl, McAuley & Dlugonski, 2012; vgl. Kapitel 5.3).

3.5 Kontraindikationen

Kontraindikationen werden bislang in der Literatur nicht diskutiert. Es ist eine Fehlannahme, dass Verhaltensaktivierung bei stressgeplagten Patienten mit übermäßiger Betriebsamkeit und einem überfordernden Maß an Verpflichtungen kontraindiziert sei: In solchen Fällen werden in der Regel zentrale Werte wie körperliche Gesundheit, Zeit bzw. Präsenz mit bzw. in der Familie, Kontakt zu Freunden, Hobbys und anderes mehr *vernachlässigt*. Es geht also keineswegs um ein „Mehr des Gleichen“, sondern, im Gegenteil, um ein Mehr an wertebezogenen, bisher vernachlässigten Aktivitäten (und ein Weniger an Verpflichtungen und ungeliebten Aktivitäten). Die Hürden auf dem Weg dorthin zu identifizieren und alternative Lösungen zu finden, ist explizit Teil der verhaltensaktivierenden Therapie.

Als potenzielle Kontraindikation der Verhaltensaktivierung sind im Einzelfall suizidale Gedanken zu diskutieren. Wir vertreten die Auffassung, dass insbesondere schwer depressive Patienten von Verhaltensaktivierung mehr profitieren als von kognitiv ausgerichteten Interventionen. Beim Auftreten von suizidalen Gedanken stehen aber – wie immer – die Abklärung der Suizidalität und entsprechende lebenssichernde Maßnahmen an erster Stelle (z. B. Notfallplanung, Sammeln von Gründen für das Leben). Bei gegebener Distanzierung des Patienten von den suizidalen Gedanken kann ein dosierter Aktivitätenaufbau sehr hilfreich sein. Das Richten der Aufmerksamkeit auf Aktivität statt auf Rückzug, die Ablenkung durch aufgenommene Aktivitäten und die Erfahrung von Selbstwirksamkeit und Kontrolle können antisuizidal wirken.

4 Behandlungspraxis

Im Folgenden werden die einzelnen Elemente des therapeutische Vorgehens bei der Anwendung der Therapiemethode beschrieben. Nach grundlegenden Erläuterungen zur Herangehensweise geht es um die Aufklärung und den Aufbau von Therapiemotivation, die Bestimmung der Zielaktivität, die Aktivitätenplanung, den Umgang mit Barrieren und die Aufrechterhaltung der Aktivität sowie um die Kombination mit anderen Methoden und Techniken.

4.1 Grundlegende Herangehensweise

4.1.1 Therapeutenverhalten

Der Verhaltensaktivierung liegt das Bild eines freien und selbstverantwortlichen Menschen zugrunde (vgl. Kapitel 1.5). Dementsprechend ist der Therapeut nicht der allwissende Behandler, der dem Patienten die Richtung weist und Antworten auf dessen Fragen liefert. Der Therapeut begegnet dem Patienten vielmehr auf Augenhöhe und nimmt die Rolle des Unterstützers ein. Er unterstützt den Patienten dabei, seinen eigenen Weg aus Passivität, Resignation, Rückzug und Vermeidung zu finden. Er hat nicht eine „Pille“, die bei allen Patienten wirkt, sondern er lässt sich auf den Einzelnen ein und hilft dabei, den persönlichen Weg zurück in die Aktivität zu finden (vgl. Tabelle 5).

Therapeut als Unterstützer

Tabelle 5: Rolle des Therapeuten bei der Verhaltensaktivierung

Was der Therapeut nicht ist	Was der Therapeut ist
„Halbgott in Weiß“	Begleiter auf Augenhöhe
Neutrale Projektionsfläche	Unterstützer
Stiller Zuhörer	Verstärker und Cheerleader
Entscheider	Impulsgeber
Zuschauer	Coach
Auf bestimmte Zielsetzungen festgelegt	Ermutigend und offen

Verstärkung für Anstrengung und kleinste Erfolge

Seine Rolle ähnelt der eines Coaches, der den Fortschritt seines Schützlings mitverfolgt, für die Anstrengungsbereitschaft lobt und Ideen für die nächsten Entwicklungsschritte einbringt. Dabei lobt der „Coach" für das Bemühen, ermuntert und hilft, den typischen depressiven Entwertungstendenzen in Bezug auf kleine, unspektakuläre Erfolge entgegenzuwirken (z. B. „Von durchschnittlich 2 auf durchschnittlich 3 bedeutet eine Steigerung von 50 % – und das trotz der Depression"!). Das ist wichtig, denn in der Depression kann alles als anstrengend oder gar unüberwindlich erlebt werden. Für viele Patienten ist es eine neue, oder zumindest vergessene Erfahrung, für ihre Mühen gelobt zu werden und begrenzten, aber realistischen Zielsetzungen Wert zuzumessen. Patienten erleben dadurch einen starken Kontrast zu ihrem sonstigen Umgang mit sich selbst. Es ist ein typischer Ausdruck depressiver Informationsverarbeitung, dass in der Depression vieles nicht gut genug erscheint. Zu merken, dass der Therapeut die Bemühungen um das Vorankommen anerkennt, stärkt nicht nur die Beziehung, sondern ermöglicht es dem Patienten auch, seine Handlungen anders zu bewerten. Der Therapeut fungiert als Rollenmodell.

Schonverhalten nicht zulassen

Das Verhalten des Therapeuten mag für manche Patienten zunächst befremdlich sein, hatten sie es sich doch so anders vorgestellt in der Therapie. Medien und Belletristik suggerieren noch allzu oft das Bild des Therapeuten als unermüdlichen Zuhörers, der alle Sorgen und Probleme geduldig aufnimmt. Mag dies für andere Therapieformen zutreffen, so arbeitet der Therapeut in der Verhaltensaktivierung deutlich zielorientierter. Auf Bestrebungen des Patienten, sich die Alltagssorgen von der Seele zu reden oder die biografischen Ursprünge seiner Leiden zu erkunden, begegnet der Therapeut mit dem Verweis auf das Rational der Therapie (vgl. Kapitel 4.3.2): Die Therapie soll dem Patienten helfen, im Hier und Jetzt wieder handlungsfähiger zu werden. Die Perspektive des Therapeuten ist stets nach vorne gerichtet und zielt auf eine Verbesserung im aktuellen Erleben des Patienten. Nicht selten zeigt sich, dass Patienten das Interesse an Problemen der Vergangenheit verlieren, wenn sich die Probleme der Gegenwart verflüchtigen.

Ziel: Unabhängigkeit

Der Therapeut arbeitet letztlich permanent daran, sich selbst überflüssig zu machen. Getreu dem Prinzip „Empowerment" soll der Patient befähigt werden, sein Leben selbstbestimmt zu gestalten und schnellstmöglich unabhängig von der Therapie und dem Therapeuten zu werden. Hat der Patient den starken Drang in der Therapie, seinen Frust und seine Sorgen mitzuteilen, wird der Patient vom Therapeuten zwar zunächst begrenzt. Aber im Rahmen der weiteren Sitzung kann es durchaus ein angemessenes Ziel werden, sich ein privates Umfeld zu schaffen, in dem man sich regelmäßig die Sorgen von der Seele reden kann, wenn man hieraus Kraft schöpft. Die Therapie könnte z. B. dahingehend unterstützen, Kontakt zu Familienmitgliedern zu intensivieren oder einer Selbsthilfegruppe beizutreten. Die Therapie hilft also von Anfang an dabei, selbstständig neue und verstärkungswirksame Aktivitäten zu entdecken. Der Weg in Richtung der aktiven Selbständigkeit wird dabei in kleinen Schritten gegangen. Grundlegendes Ziel ist es, den Patienten wieder an Aktivitäten heranzuführen. Dabei ist jede noch so kleine Aktivitätssteigerung ein Schritt in die richtige Richtung. Denn jede Aktivitätsumsetzung steht als gelungenes Beispiel für das zentrale Prinzip, sich selber zu motivieren und die gewonnene Motivation in Taten umzusetzen. Es geht in der Therapie also um das Erlernen von grundsätzlichen Prinzipien zur Verhaltenskontrolle auch bei problematischen Stimmungszuständen.

4.1.2 Kein Lernen ohne Üben

Erfahrungen haften besser im Gedächtnis als Gespräche

Übungen und Demonstrationen nehmen in der Verhaltensaktivierung eine wichtige Rolle ein. Dem Patienten sollte gleich zu Beginn der Therapie vermittelt werden, dass selbstständiges Handeln und Ausprobieren zwischen den Therapiesitzungen für den bleibenden Erfolg unverzichtbar sind. Die größten Veränderungen und Fortschritte in der Behandlung finden meist zwischen den einzelnen Sitzungen statt und sind eng mit dem Engagement des Patienten verknüpft. Der Therapeut sollte stets zu Übungen animieren und mit dem Patienten gemeinsam erarbeiten, wie ein Transfer der gelernten Inhalte in den Alltag gelingen kann. Er vermittelt dem Patienten die Grundhaltung des „Wissenschaftlers", der herausfinden möchte, welcher Weg am effektivsten aus der Depression herausführt. Das bedeutet, regelmäßig kleine Verhaltensexperimente durchzuführen und neugierig auf die Ergebnisse seiner Experimente zu sein, egal wie sie ausfallen. Mit anderen Worten: Egal ob das ausgewählte Verhalten einen positiven Effekt auf die Stimmung hat oder nicht und egal ob in der Umsetzung alles so klappt, wie man es sich vorgenommen hatte, jedes Experiment bringt einen Erkenntnisgewinn. Dieser Perspektivwechsel ist für depressive Menschen oft sehr schwierig, daher muss der Therapeut hier wieder mit gutem Beispiel vorangehen und den Patienten durch kritisches Hinterfragen dabei unterstützen, instruktive Erkenntnisse aus dem Experiment zu ziehen.

Experimente erst auswerten, wenn sie abgeschlossen sind

Sobald eine Patientin sich vorgenommen hat, ein Experiment durchzuführen, sollte es so geplant werden, dass die Umsetzung gut machbar erscheint. Dabei ist entscheidend, dass die Patientin ihr Experiment – ein typischer Ausdruck depressiven Negativismus – nicht schon zu bewerten beginnt, bevor es stattgefunden hat oder endgültig vorbei ist. Als Hinweis kann man der Patientin vermitteln: Wenn sie eine neue Sache ausprobiert, sollte sie sich ihr so intensiv wie möglich widmen. Am besten konzentriert sie sich darauf, was sie genau tut, und denkt dabei nicht über die Vergangenheit oder die Zukunft nach. Sich wirklich auf die Situation einlassen, heißt: wahrnehmen, was um einen herum ist.

Beispiel: Frau Peters

Wenn Frau Peters sich z. B. vorgenommen hat, eine Runde über die Felder zu laufen und auf halber Strecke denkt: „Es klappt nicht, ich bin immer noch traurig", dann ist dies keine objektive Bewertung, sondern ein eher störendes depressives Symptom. In diesem Moment ist sie dann nicht intensiv mit ihrem Experiment beschäftigt, sondern bereits mit der potenziellen Bewertung. Ein zu frühes Bewerten kann die positiven Effekte der Aktivität unterbinden. Stattdessen sollte Frau Peters lernen, sich Zeit zu geben und das Experiment erst auszuwerten, wenn es beendet ist. Im gesamten Rückblick ist es besser möglich, Erfolge zu bewerten und positive wie negative Veränderungen in der Stimmung zu beurteilen. In der Auswertung kann sich Frau Peters fragen: Wo gab es Veränderungen in meiner Stimmung? Wie ging es mir verglichen mit dem Rest meines Tages? Was hat mir beim Durchführen meiner Aktivität geholfen? Was fällt mir sonst noch auf?

Neues mehrfach und in mehreren Kontexten erproben

Zuletzt ist entscheidend, dass Patienten ein Experiment nicht nur einmal ausprobieren sollten. Gute Wissenschaftler führen Experimente immer mehrmals durch, denn die Ergebnisse könnten von äußeren Faktoren abhängen. Das Experimentieren, Beobachten der Ergebnisse und Vergleichen mit früheren Ergebnissen für ein Verhalten über einen gewissen Zeitraum ist das Herzstück der Verhaltensaktivierung. Der Patient sollte es von nun an immer weiterführen, denn es erfordert Übung und Ausprobieren, um die Art zu verändern, wie er auf bestimmte Ereignisse reagiert oder wie er an verschiedene Dinge herangeht. Falls die Verhaltensänderungen, mit denen er begonnen hat, einen positiven Effekt auf seine Stimmung hatten, will er diese vielleicht regelmäßiger in seinen Plan einbauen. Sollten die neuen Verhaltensweisen keinen positiven Effekt gehabt haben, lohnt es sich, genauer hinzuschauen. Im Kasten sind einige Gründe aufgeführt, warum Verhaltensweisen, die man ausprobiert hat, keinen positiven Effekt auf die Stimmung haben könnten.

Wenn neue Verhaltensweisen keinen positiven Effekt zeigen: Mögliche Gründe

- *Die Zielsetzung war zu hoch:* Manche Patienten sind von dem Wunsch geprägt, schnellstmöglich wieder auf ihr ursprüngliches Leistungsniveau zu gelangen. Mangelnde Energie und die damit verbundene Leistungsminderung sind jedoch nicht zu unterschätzen. Gerade die ersten Ziele für die Verhaltensaktivierung sollten so gewählt werden, dass sie erreichbar sind.
- *Das gewählte Verhalten war nicht verstärkungswirksam:* Dieses Fazit braucht mehrere Versuche des Experiments. Denn oft ist es nicht so, dass eine Stimmungsveränderung sich gleich beim ersten Mal ergibt.

Sollte ein Patient aber zu dem Schluss kommen, dass das Verhalten tatsächlich nicht verstärkungswirksam ist (noch mehr arbeiten), vermutlich, weil doch ein anderer Lebensbereich bzw. Wert wichtiger für ihn ist (Zeit mit der Familie verbringen), gilt es, nach neuen Aktivitätsideen zu suchen. Mögliche Wege hierzu werden in Kapitel 4.3.4 beschrieben.

- *Die Verstärkungswirkung erfolgt zeitversetzt:* „Aller Anfang ist schwer." Dies kann im Hinblick auf Ausgleichsaktivitäten bedeuten, dass sich ein gesteigertes Wohlbefinden erst nach einer mehr oder weniger langen Übungsphase einstellt.
- *Die Bewertung ist zu früh erfolgt:* Erfolgt die Bewertung bereits während der Aktivität selbst, geht der Fokus auf das Hier und Jetzt verloren. Der Patient sollte in einem solchen Fall versuchen, sich wieder ganz dem zu widmen, was er gerade tut. Es ist normal, schnell in Muster der Bewertung zu verfallen. Wenn er dies bemerkt, kann er die Bewertung wahrnehmen und seine Aufmerksamkeit wieder sanft auf sein aktuelles Verhalten zurücklenken.
- *Die Veränderung braucht noch mehr Zeit:* Je ausgeprägter die Anhedonie des Patienten, desto wahrscheinlicher ist, dass er bei den ersten Umsetzungsversuchen noch keine Erleichterung verspüren wird. Veränderungen brauchen Zeit.

4.2 Die Therapiemethode im Überblick

Die Verhaltensaktivierung ist ein niederschwelliges, leicht zu erlernendes Behandlungsangebot, das sowohl im Einzel- als auch im Gruppensetting umgesetzt werden kann. Wie oben beschrieben (vgl. Kapitel 1.3) gibt es verschiedene Manuale der Verhaltensaktivierung mit unterschiedlichen Schwerpunkten. Wir wollen uns im Folgenden nicht auf ein einzelnes Manual beschränken, sondern einen Überblick über verschiedene Techniken und Methoden der Verhaltensaktivierung geben (vgl. Kapitel 1.3).

Wie bei jeder Psychotherapie steht am Anfang, neben den Aufklärungspflichten und der Mitteilung der Diagnose, die Herausarbeitung der Problembereiche (hier Inaktivität und Rückzug oder einseitiger „Aktivismus" sowie Vermeidung), die Vermittlung der Logik des Vorgehens und der Aufbau von Therapiemotivation (vgl. Kapitel 4.3). Dabei geht es besonders darum herauszufinden, welche Aktivitäten bei genau diesem Patienten verstärkungswirksam sind. Verschiedene Möglichkeiten, die „passende" Aktivität zu finden, stellen wir in Kapitel 4.4 vor. Dann müssen die ausgewählten Aktivitäten auch in die Tat umgesetzt werden. Hierbei hilft eine konkrete Planung (vgl. Kapitel 4.5) und die Auseinandersetzung mit möglichen Handlungsbarrieren (vgl. Kapitel 4.6). Ziel der Bemühungen ist es, dass der Patient in seinem Alltag wieder aktiver wird – einmal, zweimal, immer öfter, bis ein Patient das für ihn passende Niveau erreicht hat. Dieses Aktivitätsniveau soll der Patient auch über eine längere Frist und auch nach Therapieende halten und weiterentwickeln. Daher befassen wir uns in Kapitel 4.7 noch ausführlich mit der Aufrechterhaltung und Flexibilisierung der Aktivitäten.

4.3 Aufklärung und Aufbau von Therapiemotivation

4.3.1 Psychoedukation, Benennung diagnostischer Ergebnisse und zentraler Probleme

Die bestehenden Probleme mit Interessenverlust, Freudlosigkeit und Inaktivität werden als behandelbare psychopathologische Symptome eingeordnet und erklärt. Sie sind Ausdruck einer erklärbaren psychischen Störung und/oder besonderer emotionaler Belastungen und durch einen veränderten Umgang mit den bestehenden (emotionalen) Problemen gut veränderbar. Dabei wird auch herausgearbeitet, dass sich Emotionen (und auch Gedanken) am besten durch neue, bessere *Erfahrungen* ändern lassen (als durch den Versuch, Emotionen und Kognitionen auf der gleichen Ebene, gewissermaßen „direkt“) zu beeinflussen und dass für neue Erfahrungen ein verändertes eigenes Verhalten ausschlaggebend ist. Gleichzeitig kann die Diagnosemitteilung genutzt werden, um Klarheit und Struktur zu bieten, zumal die bestehenden Probleme nun einen Namen haben, sie nun einzuordnen sind und nun auf der Grundlage der wissenschaftlichen und klinischen Informationen, die der Therapeutin zur Verfügung stehen, die Behandlungsaussichten aus fachlicher Sicht beurteilt werden können. Gegebenenfalls können die empirischen Ergebnisse zur Verhaltensaktivierung (vgl. Kapitel 6) einbezogen werden, wie z. B., dass sie selbst bei schweren Depressionen wirkt und dass auch bei chronischen Depressionen ein Behandlungsversuch mit verhaltensaktivierenden Methoden aussichtsreich erscheint (vgl. Kapitel 3.3). Wichtiger als störungsspezifische Informationen ist aber die Vermittlung des Grundsatzes: Durch mehr belohnende Aktivität kann ich meine emotionalen Probleme, unabhängig von ihrer Ursache, Schritt für Schritt überwinden.

Neue Erfahrungen ermöglichen

4.3.2 Vermitteln des Therapierationals

Einflussmöglichkeiten auch dann, wenn Patient dies nicht empfindet

Das Vermitteln des Therapierationals hat in der Verhaltensaktivierung einen wichtigen Stellenwert. Es ist zentral, dass der Patient versteht, wie er durch sein

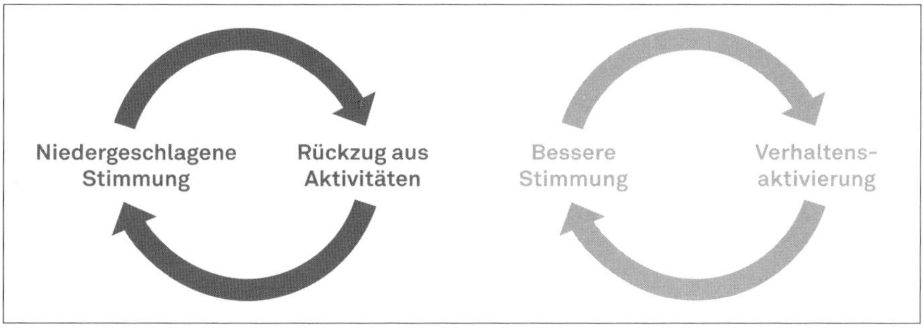

Abbildung 9: Teufelskreis und Engelskreis der Depression

eigenes Verhalten die niedergeschlagene, antriebslose Stimmung verstärken oder abbauen kann, und an welchen Stellen er den Störungsmechanismus selbst beeinflussen kann. Er soll also die Idee der Verhaltensaktivierung verstehen und sich auf das geplante Vorgehen einlassen. Hierzu empfiehlt es sich, dem Patienten zunächst den Teufelskreis aus niedergeschlagener Stimmung und Aktivitätsminderung deutlich zu machen, in dem er sich aktuell befindet. Zunächst kann der Teufelskreis (vgl. Abbildung 9) allgemein und in sehr einfacher Form erklärt werden, um dann gemeinsam mit dem Patienten zu überprüfen, wo in seinem Alltag der Patient den Teufelskreis erlebt. Alternativ zum Bild des Teufelskreises kann auch mit dem Bild der Rückzugsspirale (vgl. die Vorlage „Rückzugsspirale“ im Anhang auf S. 122) und der Aktivierungsspirale (vgl. die Vorlage „Aktivierungsspirale“ im Anhang und S. 123) gearbeitet werden.

Erklärung ist normalisierend, verständlich

Dabei wird vorausgesetzt, dass *jeder* Mensch Verluste, Misserfolge, Kränkungen oder Zurückweisungen erlebt, und dass eine initiale negative emotionale Reaktion auf die genannten vorausgehenden Bedingungen üblich ist. Der springende Punkt im Modell, welches am Anfang einer verhaltensaktivierenden Intervention vermittelt wird, ist, dass das Verhalten, das in dem deprimierten emotionalen Zustand *folgt*, genau diesen Zustand noch vertiefen und verstetigen kann – oder eben nicht. Gleichzeitig kann erklärt werden, dass affektive/emotionale Störungen das Erleben beeinflussen: Das „Gefühl“, nicht mehr zu können, ist eben keine objektive Information, sondern ein Symptom der Störung; also kein „Wegweiser“, sondern eine „Falle“ (vgl. auch die obige Unterscheidung von TRAP und TRAC). Ein solches, einfaches Erklärungsmodell wird aus unserer Sicht von Patienten aus mehreren Gründen gut angenommen: Es wirkt normalisierend, was die negative emotionale Reaktion auf bestimmte Kontextbedingungen anbelangt (z.B. „Wenn ich mich in der gleichen Situation wie Sie befunden hätte, wäre ich vermutlich genauso deprimiert gewesen.“); und es enthält die implizite Botschaft, dass die (initiale) Reaktion des Patienten verständlich und nachvollziehbar ist. Gleichzeitig erscheint die Situation des Patienten verstehbar und handhabbar, und das Modell stärkt damit die Selbstwirksamkeits- und Behandlungserwartungen.

Beispiel: Frau Peters

Frau Peters stellte z. B. für sich fest, dass sie sich am Wochenende oft zu Hause verkriecht und nicht einmal mehr einkaufen geht. Nach einem Samstag im Bett geht es ihr oft noch schlechter als an anderen Tagen. Es ist nachvollziehbar, dass sie sich bei niedergeschlagener Stimmung zurückzuzieht. Der Patientin muss jedoch klarwerden, dass ihr Rückzugsverhalten langfristig immer weiter auf ihre Stimmung drücken wird (vgl. Abbildung 10).

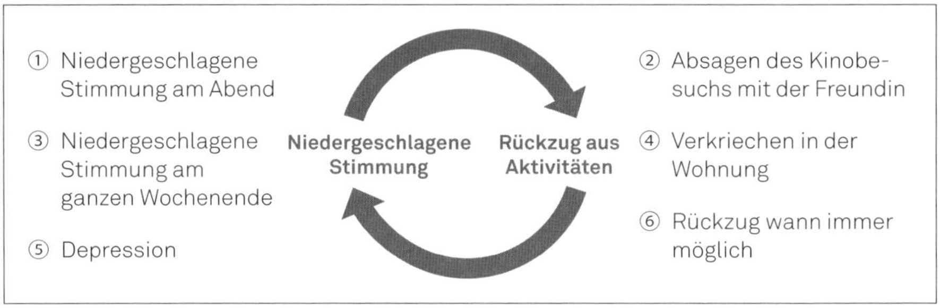

Abbildung 10: Grafische Darstellung des Teufelskreises bei Frau Peters

Kontrolle wiedererlangen

Im unmittelbaren Anschluss sollte dem negativen Kreislauf ein positiver entgegengestellt werden, der der Patientin Hoffnung und Kontrolle über die Situation vermittelt. Auch hier ist es wichtig, mit Alltagsbeispielen der Patientin zu arbeiten. Kennt sie es auch manchmal, dass der Kreislauf in die andere Richtung funktioniert? Dass sie etwas tut und sie sich danach besser fühlt? Viele Patienten bejahen diese Frage und können Situationen aus ihrem Alltag nennen, in denen sie sich besser gefühlt haben als sonst. Diese Patienten können den Positivkreislauf oft für sich erkennen.

Beispiel: Frau Peters (Forts.)

So kann auch Frau Peters eine Situation benennen: Noch vergangene Woche hat sie sich von ihrer Schwester überreden lassen, zum Geburtstag ihrer kleinen Nichte vorbeizukommen. An diesem Samstagnachmittag ging es ihr für ein bis zwei Stunden ein bisschen weniger schlecht.

Die Erkenntnis, dass die Stimmung beeinflussbar ist, soll in der Verhaltensaktivierung systematisch genutzt werden. Sie ist der direkte Einstieg in die Vermittlung des Therapierationals. Der Therapeut vermittelt, dass genau dieses Prinzip in der Verhaltensaktivierung gezielt genutzt wird. Was im Kleinen funktioniert, funktioniert auch im Großen. Es soll der Patientin bewusstwerden, dass sie eigenverantwortlich Änderungen in ihrem Befinden erreichen kann und dass ihr in der Therapie die dafür nötigen Voraussetzungen vermittelt werden.

Merke: Biologisches Krankheitskonzept

In vielen Fällen ist eine familiäre Häufung von psychischen Störungen gegeben. Betroffene Patienten könnten davon ausgehen, dass – beispielsweise – eine Depression biologisch, schicksalhaft und unveränderlich sei. Das Vorhandensein einer ätiologisch relevanten familiären Vulnerabilität ist aber u. E. mit der Idee der Verhaltensaktivierung gut vereinbar. Das Wissen um die Existenz eines genetischen Vulnerabilitätsfaktors kann sogar Schuld- und persönliche Insuffizienzgefühle abmildern, denn diese Disposition steht außerhalb der Verantwortung des Einzelnen. Gleichzeitig sollten die Therapeuten aber herausarbeiten, dass trotz einer gegebenen biologischen Vulnerabilität der weitere Verlauf beeinflussbar bleibt. Als Vergleich können andere, tendenziell erbliche chronische Erkrankungen herangezogen werden (wie Diabetes Typ 1), deren Auftreten nur schwer verhindert werden können, deren Verlauf aber ebenso vollständig vom Verhalten des von der Krankheit betroffenen Individuums abhängt. Unter Rückgriff auf die aktivitätsorientierte Ausrichtung der Therapie kann zudem erklärt werden, dass die Verhaltensaktivierung besonders gut dazu geeignet ist, unabhängig von den individuellen Auslösebedingungen eine rasche und nachhaltige Verbesserung der depressiven Symptomatik zu erreichen.

„Mir geht es nur noch schlecht“

Das Therapierational ist für Patienten in der Regel eingängig. Anders kann dies allerdings bei stark anhedonischen Patienten ausfallen. Hier kann es schwierig sein, den Positiv-Kreislauf herauszuarbeiten, da Patienten oft überzeugt sind, dass sich ihre Stimmung in letzter Zeit gar nicht verändert hat. Es bieten sich in diesem Fall zwei Zugänge an. Ein erster Zugang ist der Rückblick in die Zeiten vor Beginn der Depression und das Entdecken des Zusammenhangs in der Vergangenheit. Gegebenenfalls kann es nötig sein, darauf zu verwiesen, dass die Sichtweise „es war schon immer so“ selbst ein depressives Symptom ist, von dem der Patient sich für einen Moment zu lösen versuchen sollte. Oft wirkungsvoller als dieses eher verbale Vorgehen ist aber meist ein zweiter Zugang, nämlich das Hinterfragen der „ständig gleichbleibenden“ Stimmung durch genaueres Beobachten, durch Stimmungs- und Aktivitätenprotokolle (vgl. Kapitel 4.3.3). Die strukturierte Beobachtung der eigenen Stimmung kann aufzeigen, dass es durchaus Höhen und Tiefen im Tages- und Wochenverlauf gibt, wenngleich die Unterschiede vielleicht nicht so groß sind, wie gewohnt. Auf dieser Feststellung lässt sich wiederum das Therapierational aufbauen. Nicht selten lassen sich bereits während der Sitzung Stimmungsveränderungen und damit eine gewisse affektive Schwingungsfähigkeit beobachten. Hier kann der Therapeut rückmelden, dass er dies wahrnimmt. Es kann dann gelingen, die Beobachtung zu nutzen, um abzuleiten, dass die Stimmung durchaus von Themen und Kontexten abhängt und dass dies – in Grenzen – beeinflussbar ist.

Häufig gestellte Fragen und Einwände gegen Verhaltensaktivierung sowie mögliche Antworten

1. *Kann das wirklich helfen? Ist das nicht viel zu einfach gedacht?*
   „Die Idee hinter diesem Teil der Therapie ist tatsächlich einfach. Und genau deswegen ist sie so wirkungsvoll. Verhaltensaktivierung ist sehr praktisch und soll helfen, einen ‚festgefahrenen Zustand' wieder zum Laufen zu bringen, um sich dann mit anderen, möglicherweise wichtigeren Dingen zu beschäftigen. Meine Aufgabe als Therapeut ist eher die eines Coaches. Ich helfe Ihnen, Tätigkeiten und Aufgaben zu finden, die jetzt bewältigbar sind und den ersten kleinen Schritt darstellen. Dazu gehört auch, gemeinsam zu überlegen, was Ihnen dabei helfen kann, Ihre Ziele tatsächlich umzusetzen. Wenn die ersten Schritte getan sind, die ersten (kleinen) Erfolge vorliegen, dann geht es leichter und der antidepressive Effekt wird erkennbar. Wir wissen auch aufgrund der Forschung, dass Verhaltensaktivierung für viele Menschen eine wirkliche Hilfe darstellt, zumal sie von Anfang an Erfolgserlebnisse vermittelt und zumal nicht nur geredet wird."
2. *Lüge ich mich nicht selbst an, wenn ich so tue, als ob ich nicht schlecht drauf bin, obwohl ich es bin?*
   „Es geht nicht darum, dass Sie so tun, als wären Sie gut drauf. Man kann sich nicht einfach auf Knopfdruck anders fühlen, aber man kann immer entscheiden, was man in der aktuellen Situation tut. Sich auf angenehme und vorher geplante Aktivitäten einzulassen, lenkt ab und verschafft Erfolgserlebnisse, was das Zutrauen fördert, die Hoffnungs- und Hilflosigkeit auflöst und die Stimmung tatsächlich verbessert. Es geht also in der Verhaltensaktivierung darum, dem Gefühl entgegengesetzt zu handeln. Nicht das zu tun, was die depressive Stimmung von einem ‚will'. Denn depressive Stimmung will Nichtstun und Rückzug. Dem nachzugeben, verstärkt die Selbstzweifel, die Verzweiflung und Resignation. Wenn Sie wollen, ist Verhaltensaktivierung ein mächtiges (wirkungsvolles) Mittel, um den depressiven Zustand ‚auszutricksen'. Es ist eine sehr wichtige Kompetenz, unabhängig von der Stimmung handlungsfähig zu sein. Dies ist gerade wichtig, wenn die Stimmung eigentlich ein Symptom einer psychischen Störung ist. Solange Sie unter Ihrer Depression (Ihrem Erschöpfungssyndrom, Ihrer Belastungsstörung etc.) leiden, sollten Sie nur bedingt auf Ihre Gefühle hören."
3. *Ich bin doch schon so erschöpft und überfordert. Kann Verhaltensaktivierung dann überhaupt helfen?*
   „Das ist sehr wahrscheinlich, sofern Sie aktiv mitmachen. Es geht bei Verhaltensaktivierung nicht einfach darum, ‚mehr' zu tun, sondern darum, die richtigen Dinge zu tun. Bei vielen Menschen müssen vor allem angenehme, entlastende, positiv erlebte Aktivitäten gestärkt wer-

den, die ihnen ein bisschen mehr Kraft geben. Mit diesem Prinzip können sie sich in kleinen Schritten von Woche zu Woche steigern.“

4. *Sind Depressionen nicht durch ein chemisches Ungleichgewicht im Gehirn verursacht? Was soll dann Verhaltensaktivierung?*
„Die Ursachen einer Depression sind sehr vielfältig und komplex. Im Zustand einer Depression sind in der Tat der Hirnstoffwechsel und viele andere körperliche Vorgänge gestört. Es ist jedoch nachgewiesen, dass durch Verhaltensaktivierung der Hirnstoffwechsel angeregt und normalisiert wird. Verhaltensaktivierung hat viele positive Effekte, die auch einen Einfluss auf den Stoffwechsel haben. Wenn man z. B. spazieren geht oder Sport macht, dann bringt man seinen Stoffwechsel in Schwung. Oder wenn man seine Stresslevel über entspannende Aktivitäten reduziert, hat das einen positiven Einfluss auf die Stresshormone und damit wieder auf den Hirnstoffwechsel.“

4.3.3 Stimmungs-/Aktivitätsprotokolle

In Stimmungs-/Aktivitätsprotokollen notiert der Patient über den Zeitraum der Therapie die eigenen Aktivitäten und parallel seine Stimmung. Die Protokolle dienen neben der Verlaufsdiagnostik dazu, dass die Therapeuten gemeinsam mit den Patienten ableiten, wie Kontingenz und Kontiguität zwischen Verhalten und verstärkenden Konsequenzen (Stimmung) sind. Sie sollen also zeigen, dass die Stimmung letztlich vom eigenen Verhalten abhängig ist. Dem entspricht einer der emanzipatorischen Grundsätze der Verhaltenstherapie: Menschen können durch eigenes Verhalten auch festgefahrene Probleme emotionaler Art selbstständig ändern. Es geht also darum, dass die Patienten aufgrund der Protokolle die Erfahrung machen bzw. entsprechende Erfahrungen deutlicher wahrnehmen und verarbeiten können, dass Stimmungsveränderungen nicht allein Ausdruck externer Ereignisse (schlechter Nachrichten, interpersoneller Zurückweisung etc.) sind, sondern – zumindest mittelfristig – vor allem vom eigenen Verhalten abhängen und dass diese emotionalen Effekte unmittelbar während des Verhaltens (hohe Kontiguität) oder auch zeitversetzt (geringere Kontiguität) auftreten. Gleichzeitig wird untersucht, mit welcher Regelmäßigkeit (Kontingenz) die Effekte auftreten. Die Arbeit mit den Protokollen unterstützt somit auch die Wahrnehmung der Kontrollierbarkeit. Beispiele sind Tabelle 6 zu entnehmen.

Verstärkungswirksamkeit wird systematisch geprüft

Aus Tabelle 6 (im Feld niedrige Kontingenz/hohe Kontiguität) wird auch ersichtlich, dass mit Aktivitäts-/Stimmungsprotokollen auch das Diskriminationslernen zu den Kontextbedingungen, unter denen Verstärkungswirkungen stehen, unterstützt werden kann. Es kann z. B. auf diese Weise herausgefunden werden, dass bestimmte sportliche Aktivitäten nur am Wochenende ver-

Tabelle 6: Kontingenz und Kontiguität zwischen Verhalten und Stimmung

	Niedrige Kontiguität	Hohe Kontiguität
Niedrige Kontingenz	Der Effekt des Verhaltens tritt erst zeitversetzt nach dem Verhalten auf und dies mit geringer Regelmäßigkeit. *Beispiel:* Ein Anruf auf dem Anrufbeantworter eines Freundes. Wann und ob der Rückruf erfolgt, ist nicht vorhersehbar.	Der Effekt des Verhaltens tritt während oder unmittelbar nach dem Verhalten auf, aber mit geringer Regelmäßigkeit. *Beispiel:* Ein Glücksspielautomat schüttet sofort einen Hartgeldgewinn aus, aber mit geringer Sicherheit.
Hohe Kontingenz	Der Effekt des Verhaltens tritt erst zeitversetzt nach dem Verhalten auf, dies aber mit hoher Regelmäßigkeit. *Beispiel:* Die Eltern loben jedes Mal dafür, wenn die Hausaufgaben in Mathematik ordentlich gemacht wurden, sie tun dies aber oft erst deutlich später, z.B. am Abend.	Der Effekt des Verhaltens tritt regelmäßig während des Verhaltens auf (oder unmittelbar danach). *Beispiel:* Jemand erlebt unmittelbare Befriedigung bei einer Handlung (z.B. Gartenarbeit, künstlerische Betätigung, etc.).

stärkungswirksam sind, weil nur dann genügend Zeit für die Regeneration oder für den Austausch mit den Mannschaftsmitgliedern besteht. Die Suche nach den Kontextbedingungen, unter denen ein Verhalten für die Aktivitätenplanung herangezogen werden sollte oder nicht, ist ein wichtiges Ziel der Interpretation von Aktivitäts-/Stimmungsprotokollen.

Erinnerungen sind fehlerhaft

Wie betont, ist die zeitnahe Protokollierung durchgeführter Aktivitäten und der dabei empfundenen Stimmung von großer Bedeutung. Dabei kann zum einen mit dem Argument des möglichen Vergessens einzelner Aktivitäten gearbeitet werden und zum anderen mit dem Argument der emotionalen Verzerrung, die beispielsweise durch eine besonders gute oder schlechte Stimmung zum Zeitpunkt des „verspäteten" Protokollierens vorherrscht. Es ist also wichtig, Patienten über den retrospektiven Erinnerungsfehler („retrospective recall bias") zu informieren: Auf *Erinnerungen* basierende Informationen geben eben nicht die tatsächliche Stimmung zu dem interessierenden Zeitpunkt wieder, sondern sind Ausdruck der schemageleiteten Informationsverarbeitung. Das führt zu negativen, aber – bei Gesunden – auch zu positiven Verzerrungen, welche bei bestehenden emotionalen Störungen wegfallen. Abbildung 11 zeigt ein Beispiel für ein ausgefülltes Aktivitäten- und Stimmungsprotokoll (vgl. hierzu auch „Aktivitäten- und Stimmungsprotoll" im Anhang auf S. 124). Für die genaue Ausgestaltung des Protokolls sollten dabei keine zu engen Grenzen gesetzt sein. Layout und die Art der Protokollierung können variieren.

Zahlreiche Varianten für Protokolle möglich

Aktivitäten- und Stimmungsprotokoll														
Uhrzeit	Montag		Dienstag		Mittwoch		Donnerstag		Freitag		Samstag		Sonntag	
	Aktivität	S	Aktivität	S	Aktivität	S	Aktivität	S	Aktivität	S	Aktivität	S	Aktivität	S
06–07	PC + Frühstück	4	Frühstück	3	PC	4	PC	3	PC	3	Frühstück	3	Fernsehen	4
07–08	„	4	PC	4	„	4	„	4	„	3	Busfahrt	3	„	4
08–09	„	4	„	4	Frühstück	5	Frühstück	4	Frühstück	4	„	3	Frühstück	5
09–10	Büro	3	„	4	PC	4	PC	4	Steuer	3	Jazz Dance-	4	„	5
10–11	„	4	„	4	Einkauf	5	Einkauf	5	Einkauf	4	meisterschaft	4	Gartenarbeit	5
11–12	„	3	„	4	PC	4	„	5	Mittagessen	5	„	3	„	5
12–13	PC zu Hause	3	Kochen	5	„	-	Steuer	4	„	5	Schlafen	2	Mittagessen	5
13–14	Mittag	4	Mittag	5	Psychotherapie	5	„	4	Gartenarbeit	5	Meisterschaft	3	Fahrt nach S.	5
14–15	„	4	Physiotherapie	5	Mittagessen	5	„	3	„	6	„	4	„	5
15–16	Arztbesuch	4	PC	4	PC	4	Telefonat	3	„	6	„	5	„	6
16–17	Telefonat	3	Büro	4	„	4	Mittagessen	4	„	6	„	4	„	6
17–18	PC	4	„	3	Abendessen	5	Putzen	4	„	6	„	5	„	5
18–19	„	4	„	3	Spaziergang	5	„	4	PC	5	„	5	„	6
19–20	Fernsehen	4	Aufräumen	4	Spieleabend	6	Fernsehen	4	Geburtstag	5	„	4	Abendessen	6
20–21	„	4	„	4	„	6	„	4	„	6	„	4	Rückfahrt	5
21–22	„	4	Kneipe	5	„	6	„	4	„	5	Rückfahrt	3	„	4
22–23	„	4	-	-	Fernsehen	5	„	4	„	5	„	3	Fernsehen	4
23–24	„	-	-	-	„	4	„	-	Fernsehen	4	Fernsehen	3	„	4

Abbildung 11: Beispiel für ein ausgefülltes Aktivitäten- und Stimmungsprotokoll

Stimmungsprotokoll			
Datum: Montag, 17.07.2019			
Zeit	**Tätigkeit/Situation**	**Stimmung/Verhalten**	**%**
9:00–11.00	Aufstehen, zur Hausärztin (Vorsorge)	Fühlte mich unwohl, bedugt zu werden, alles ok mit der Haut	4
11:00–12:00	Einkaufen, Katze versorgen, Protokoll schreiben	Etwas in Eile	7
12:00–14:00	Zur Psychotherapie fahren (Straßenbahn)	Müde, seelisch erschöpft	
14:00–18:00	Jakob holt mich von PT ab, was einkaufen, bisschen bei ihm abhängen, schlafen	Bin kaputt, 2 Stunden geschlafen, bisschen niedergeschlagen/nachdenklich	6
19:00	Mit Straba zu mir, ehem. Kollegen getroffen	Hab mich gefreut, Kollegen kurz zu sehen	7
20:00–00:00	TV-Abend nebenbei	Lieblingsserien geschaut	8
00:30	Ins Bett	Schnell eingeschlafen	8

Abbildung 12: Beispiel für ein ausgefülltes Stimmungsprotokoll

Abbildung 12 zeigt ein weiteres Protokoll, bei dem die Stimmung nicht nur über eine Skala, sondern auch verbal angegeben wird. Für die Protokollierung sind auch Apps geeignet, die in zahlreichen Varianten zum Download bereitstehen.

In der konkreten Durchführung fällt es vielen Patienten oft schwer, einen Mittelweg zwischen zu grobmaschigem und zu detailliertem Protokollieren zu finden. So können beispielsweise wichtige Informationen verloren gehen, wenn der Patient in den Aktivitätenplan einen vierstündigen Block mit dem Titel „zu Hause“ einträgt. Wenn in diesem Zeitraum die Stimmung schlecht ist, liegt es nicht daran, dass jede einzelne Minute dieses Blocks sich negativ auf die Stimmung auswirkte, sondern einzelne Handlungen und Erlebnisse, die sich innerhalb dieses Blocks abspielten. Auf der anderen Seite ist eine zu detaillierte Schilderung der Tagesabläufe ebenfalls nicht zielführend, da sich nicht jede einzelne Handlung, wie beispielsweise jede gelesene E-Mail, auf die Stimmung auswirkt. Besonders Patienten mit hohem Perfektionismus und Überlastungssymptomen stehen dem Aufschreiben der Aktivitäten zunächst kritisch gegenüber und befürchten, keine Zeit dafür zu haben. Hier ist es wichtig, mit dem Patienten zusammen zu erarbeiten, wann und wie detailliert das Aktivitätenmonitoring geschehen soll, sodass es eine informative Mustererkennung ermöglicht und in den Tagesablauf des Patienten passt.

Die Stimmung wird meist auf einer einfachen Skala (z.B. von 0 bis 10; vgl. „Aktivitäten- und Stimmungsprotoll“ im Anhang auf S. 124) erfasst. Für die Protokollierung der Stimmung ist es besonders wichtig, auch sehr kleine Schwankungen zu protokollieren. Dabei können auch Gefühle Eingang in die Stimmungsspalte finden oder Gedanken, die eine wichtige Rolle gespielt haben. Auch hier ist auf einen angemessenen Grad an Detailreichtum zu achten. Patienten, die in die Stimmungsspalten nur „traurig“ eintragen, sollten ermutigt werden, dies auf einer einfachen Skala einzuordnen, um mehr Informationen festzuhalten.

Aktivitätenbeobachtung verändert und motiviert

Das Aktivitätenmonitoring dient allerdings nicht nur der reinen Informationserfassung, sondern stellt bereits selbst ein therapeutisches Instrument dar. Durch die Protokolle setzen sich die Patienten mit ihren Routinen und Abläufen auseinander und bekommen einen Eindruck, wie ihre Aktivitäten und ihre Stimmung sich entwickeln. Häufig ziehen die Patienten selbst schon Schlussfolgerungen aus ihren Beobachtungen und bemerken problematisches Verhalten. Selbstbeobachtung kann einen wichtigen motivationalen Beitrag leisten, wenn sie für depressogenes Verhalten sensibilisiert.

Wie bei jeder therapeutischen Hausaufgabe ist es wichtig, dass sie vom Therapeuten ernstgenommen und in der nächsten Sitzung in den Fokus genommen wird. Der Wert der Beobachtungen und der Reichtum der Interpretationsmöglichkeiten eines Stimmungs- und Aktivitätenprotokolls sollten von Anfang an deutlich werden. Auch wenn der Gesprächsstil an den des geleiteten Entdeckens angelehnt sein sollte, so wird es doch ganz wesentlich von den Kompetenzen des Therapeuten abhängen, als wie ergiebig die Auswertung erlebt wird.

Perspektiven bei der Interpretation der Protokolle

Im Kasten sind ausgewählte Suchfragen aufgelistet, die je nach fallbezogenem Kontext zur Analyse von Stimmungs- und Aktivitätenprotokollen herangezogen werden können:

Konkretes Vorgehen: Analyse von Stimmungs- und Aktivitätenprotokollen

- Unterscheiden sich die Wochentage im Hinblick auf die durchschnittliche Stimmung? Lassen sich damit Aussagen der Patienten falsifizieren (z.B. „Die Woche war insgesamt schlecht“)?
- Lassen sich „Risikotage“ erkennen (z.B. mit Inaktivität am Wochenende)?
- Lassen sich (negative) Annahmen über die eigene Stimmung falsifizieren (oft ist die Stimmung nicht so schlecht, wie gedacht)?
- Sind die Annahmen über das eigene Aktivitätenprofil zutreffend (z.B.: Wie viel freie Zeit habe ich wirklich? Was fange ich damit an? Gibt es wirklich keinen Platz für zweimal 30 Minuten Sport während der Woche?)?
- Gibt es Ansatzpunkte für die Aktivitätsänderung?

- Gibt es Zeiten mit Über- oder Unterforderung, für die Pausenzeiten und/oder Abwechslung einzuplanen sind?
- Bei welchen Aktivitäten ist es möglich, dass sich die Stimmung verschlechtert, sodass positive Folgeaktivitäten einzuplanen sind (Stressimmunisierung)?
- Welche Aktivitäten sind mit besserer Stimmung assoziiert? Folgt die Stimmungsänderung sofort oder zeitversetzt?
- Wann folgt negative Stimmung auf zunächst vermeintlich angenehme Aktivitäten?

Allein die Rückmeldung über das eigene Verhalten kann bereits erste Veränderungen bewirken. Neben den bisher beschriebenen Funktionen sollen Aktivitäts-/Stimmungsprotokolle im Konzept der Verhaltensaktivierung aber vor allem eine detaillierte, alltagsnahe Informationsbasis bieten, um Ideen für planbare verstärkungswirksame Aktivitäten abzuleiten. Das konkrete Vorgehen wird in Kapitel 4.4.2 beschrieben.

Selbstbeobachtung hilft beim Abnehmen

Dass allein Selbstbeobachtung schon zu Veränderungen führen kann, zeigt das Beispiel des regelmäßigen Wiegens bei Übergewicht. Tägliches Wiegen mit gleichzeitigem Dokumentieren des Gewichts auf einem Blatt oder in einer App führt zu signifikanten Gewichtsverlusten (Fujimoto et al., 1992; Pacanowski & Levitsky, 2015). Ähnliche Erfolge allein durch die Selbstbeobachtung sind auch u. a. bei der Raucherentwöhnung, bei selbstschädigendem Verhalten oder unangenehmen Gewohnheiten (z. B. Nägelkauen) beschrieben worden.

Vorbehalte ernst nehmen

Sollten Patienten trotz der oben dargestellten breit gefächerten Argumente Vorbehalte gegen die Protokollierung haben, so ist es spannend zu explorieren, warum. Am wenigsten wahrscheinlich dürfte es sein, dass Patienten den Therapeuten boykottieren oder entwerten wollen. Wahrscheinlicher ist eher, dass der Patient keine Konsequenz- und Selbstwirksamkeitserwartung in Bezug auf die Protokolle aufgebaut hat, was wiederum mit den verschiedensten Defiziten oder negativen Vorerfahrungen zu tun haben kann, z. B. mit mangelnder Beschäftigung mit schriftlichen Materialien. In diesem Fall wäre das Protokoll für die zurückliegenden drei Stunden gemeinsam zu erarbeiten, um Schwellenängste abzubauen. Solle der Patient bereits subjektiv „wissen“, dass dies bei ihm nichts bringe (depressiver Negativismus), so gilt die in Kapitel 4.1.2 bereits thematisierte Grundhaltung, neues Verhalten erst zu bewerten, wenn das Experiment abgeschlossen ist. Oder einfach ausgedrückt: Probieren geht über Studieren. Danach erst wissen wir mehr!

4.3.4 Steigerung der Selbstwirksamkeit

Zuversicht vermitteln

Die Steigerung der Selbstwirksamkeit ist ein durchgängiges Thema; ab dem ersten Tag der Therapie bis zur letzten Sitzung. Zu Beginn der Therapie müssen die Patienten nicht nur verstehen, dass Verhaltensaktivierung positive Effekte auf ihre Stimmung hat. Sie müssen sich diese Aktivierung auch ansatzweise zutrauen. Viele Patienten kommen in die Therapie und haben schon etliche Male versucht, aktiver zu werden und ihre Lustlosigkeit zu überwinden. Entsprechend verzweifelt und hoffnungslos sind sie (z. B. „Ich werde es niemals schaffen"). Daher muss zu Therapiebeginn Wert darauf gelegt werden, dem Patienten neue Zuversicht zu vermitteln, dass es diesmal klappen wird. Denn es gibt einen entscheidenden Unterschied zu seinen letzten Versuchen: Er ist jetzt in Therapie und hat Unterstützung. Er hat dieses Mal einen Experten an seiner Seite, der ihn wie ein Coach dabei unterstützt, einen guten Plan aufzustellen und mit Schwierigkeiten umzugehen.

Soziale Überzeugung ist der erste Schritt

Nach Bandura (2000) gibt es vier verschiedene Quellen der Selbstwirksamkeit: Soziale Überzeugung, Erfolgserlebnisse, Lernen am Modell und die Interpretation von physiologischen Zuständen. *Soziale Überzeugung* (social persuasion) ist zu Therapiebeginn besonders wichtig. Hier geht es darum, den Patienten mit Worten zu überzeugen, dass er in der Lage sein wird, aktiv zu werden und aktiv zu bleiben. Hierzu informiert der Therapeut den Patienten über die bevorstehenden Schritte der Therapie und betont, dass sich einige Sitzungen mit dem Thema Umsetzung und Schwierigkeiten bei der Umsetzung befassen werden (vgl. Kapitel 4.5 und Kapitel 4.6):

> Wir gehen dabei in kleinen Schritten vor. Wir werden den Schritt immer genau so groß machen, wie es für Sie hilfreich ist. Denn unser Ziel soll es sein, dass Sie hier auch Erfolgserlebnisse machen. Dabei möchte ich Sie gerne unterstützen. Ich bin sicher, dass Sie es schaffen werden, wieder Schritt für Schritt aktiver zu werden und mehr Freude zu erleben.

Der Therapeut übernimmt dabei die Rolle des zuversichtlichen Coaches (vgl. Kapitel 4.1.1). Er ergibt sich nicht in der Hoffnungslosigkeit des Patienten, sondern bewahrt seine zuversichtliche, normalisierende Grundhaltung. Es geht dabei nicht darum, übertrieben fröhlich zu sein und alles zu loben und mit rosaroter Brille zu betrachten. Sondern darum, dem Patienten ein realistisches Bild vom Behandlungserfolg zu vermitteln. Und zu diesem realistischen Bild gehört die Tatsache, dass Verhaltensaktivierung in der Depression zwar anstrengend ist, aber der Patient einen selbstbestimmten Weg aus der Depression herausfinden kann. Zur Untermauerung dieser Behauptung kann es helfen, auf bisherige eigene Erfahrungen oder die positive Studienlage zu verweisen (vgl. Kapitel 6). All das kann zur Errichtung positiver Erfolgserwartungen des Patienten beitragen.

Quellen der Selbstwirksamkeit

Zusätzliche Quellen der Selbstwirksamkeit kommen im weiteren Verlauf baldmöglichst zum Tragen. *Erfolgserlebnisse* (mastery experience) sind eine sehr starke Quelle der Selbstwirksamkeit. Wenn der Patient im Laufe der Therapie tatsächlich erlebt, dass er in der Lage ist, geplante Aktivitäten durchzuführen, wird das seine Selbstwirksamkeit auch für zukünftige Aktivitäten immens steigern. Für die Therapie zeigt das wiederum auf, wie wichtig vor allem zu Beginn angemessen kleine (oder große) bewältigbare Schritte und Erfolgserlebnisse sind.

Lernen am Modell (social models) sind ein dritter wichtiger Faktor, der vor allem auch in Gruppentherapien zum Tragen kommt. Tatsächlich zu sehen, wie ein anderer Patient es schafft, aus seiner Depression heraus aktiv zu werden, kann oft mehr überzeugen, als ein Therapeut, der diese angebliche Wahrheit letztlich eher predigt, als zu belegen vermag. Die Patienten können untereinander nicht nur lernen, dass Verhaltensaktivierung möglich ist, sondern auch wie und mit welchen Techniken.

Beispiel

So erzählte eine Patientin in unserer Gruppe zur Verhaltensaktivierung davon, wie gut ihr geholfen habe, ein Foto von ihrem Enkel an den Kühlschrank zu hängen. Das Foto erinnerte sie jedes Mal daran, wofür sie gerne wieder aktiv und lebensfroh werden wollte. Den anderen Gruppenteilnehmern hat die Idee so gut gefallen, dass sie es ihr gleichtaten und sich motivierende Nachrichten an den Kühlschrank hingen.

In der Einzeltherapie fehlen solche direkten Rollenvorbilder. Der Therapeut kann sich behelfen, indem er von anderen Patienten erzählt, die in ganz ähnlichen Situationen steckten. Je ähnlicher das Vorbild ist, desto besser kann sich der Patient damit identifizieren und Zuversicht daraus ziehen, dass es auch ihm gelingen wird, wieder aktiver zu werden und aus dem Stimmungsloch herauszukommen. Eine andere Möglichkeit besteht darin, den Patienten sich selbst zum Vorbild werden zu lassen. Dazu muss der Patient sich an eine andere Situation zurückerinnern, in der er etwas geschafft hat – auch wenn es ihm eigentlich gar nicht gut ging und er ähnlich depressiv und antriebslos war. Häufig können Patienten mit rezidivierenden depressiven Episoden von einem solchen Rückblick gut profitieren, da sie die Kraft der Aktivierung schon am eigenen Leib erfahren haben.

Die vierte Quelle von Selbstwirksamkeit entspringt laut Bandura aus der Beobachtung und *Interpretation der eigenen Körperempfindungen* (interpretation of physical states). Wenn Personen ihre körperlichen Reaktionen wie Stress- oder Anspannungszustände als Zeichen ihrer eigenen Inkompetenz interpretieren, werden sie laut Bandura eher eine geringe Selbstwirksamkeit daraus ziehen. Folglich lässt sich die Selbstwirksamkeit verbessern, indem die Stressreaktionen der Personen reduziert und die Interpretation der physiologischen

Zustände selbstwertdienlich verbessert werden. Dieses Vorgehen ist von der Idee her nicht zentral in der Verhaltensaktivierung, aber es ist gut, sich dieser Effekte als Therapeut bewusst zu sein: Es gilt z. B., Muskelkater oder Müdigkeit nicht als Zeichen der eigenen Schwäche zu interpretieren, sondern als Beleg eigenen Bemühens.

4.4 Zielaktivität bestimmen

Was möchte ich persönlich erreichen?

Jede verhaltensaktivierende Maßnahme zielt darauf ab, Aktivitäten umzusetzen, die aus sich selbst heraus verstärkend sind oder deren Konsequenzen Verstärkungswert haben. Diese Zielaktivitäten können so unterschiedlich sein wie die Patienten, die sich in Therapie begeben. Dabei gilt: Nur ein persönliches Ziel ist ein gutes Ziel. Eine individuelle Zielaktivität zu finden, ist eine der wichtigsten Aufgaben im Prozess der Verhaltensaktivierung, für die ausreichend Zeit verwendet werden sollte. Dabei wird die Suche nach der passenden Zielaktivität in den oben genannten Manualen der Verhaltensaktivierung (vgl. Kapitel 1.3) auf unterschiedliche Art umgesetzt.

4.4.1 Liste positiver Aktivitäten

Die älteste und sicherlich bekannteste Methode, eine Zielaktivität zu finden, wurde schon in den 1970er Jahren von Peter Lewinsohn beschrieben (Lewinsohn, Muñoz, Youngren & Zeiss, 1978). In diesem klassischen Ansatz wird dem Patienten eine Liste von potenziell verstärkenden Aktivitäten vorgelegt. Die ursprüngliche Liste umfasst 320 Aktivitäten unter anderem aus den Bereichen Sport, Musik, Wellness sowie soziale Aktivitäten. Die „Liste positiver Aktivitäten“ im Anhang auf Seite 125 ff. zeigt eine gekürzte, aktualisierte Liste, in der auch moderne Aktivitäten wie Longboarden oder das Spielen von Computerspielen aufgenommen sind (modifiziert nach Hautzinger, 2013).

Konkretes Vorgehen: Arbeit mit der Liste positiver Aktivitäten

Die Arbeit mit der Liste positiver Aktivitäten erfolgt in mehreren Schritten. Die Patienten bekommen zunächst die Liste mit allen Aktivitäten vorgelegt (vgl. Vorlage im Anhang auf S. 125 ff.). Aus allen Aktivitäten, die der Patient als potenziell angenehm empfindet, ergibt sich eine persönliche Liste angenehmer Aktivitäten. In der Folge wird er angeleitet, Aktivitäten von dieser Liste wiederholt umzusetzen, um somit wieder positive Verstärker in seinen Alltag einzubauen (vgl. Kapitel 4.5).

Die Liste positiver Aktivitäten wird bis heute vielfach eingesetzt. In stationären Therapiesettings sind positive Aktivitäten „à la carte" häufig Teil von Stationskonzepten, bei denen auch Pflegekräfte in die Aktivierung der Patienten eingebunden sind. Der Vorteil der Aktivitätenliste liegt in der leichten Anwendbarkeit, die auf schnellem Wege zu Aktivitätszielen führt. Die klare Vorstrukturierung und die Fokussierung auf prototypische Aktivitäten werden von vielen Patienten jedoch auch als einengend oder bagatellisierend erlebt. Insbesondere stark anhedonischen Patienten fällt es schwer, angenehme Aktivitäten zu benennen. Aktivitätenlisten sind deshalb am ehesten in speziellen Settings zu empfehlen, in denen wenig Zeit für den einzelne Patienten gegeben ist. Durch die Listen wird es mitunter erschwert, das Prinzip zu verstehen, dass das, was Einzelne in einem speziellen Moment als verstärkend empfinden, stark von ihnen selbst und von dem situationsspezifischen Kontext abhängt. Es handelt sich eher um eine metakognitive, selbstregulative Kompetenz, jeden Tag neu in den Blick zu nehmen, was genau an diesem Tag machbar und wohltuend sein könnte (vgl. hierzu auch das Kapitel 2.5).

Vor- und Nachteile von Aktivitätenlisten

4.4.2 Stimmungsprotokolle

Das Finden von Aktivitäten, die schlechte Stimmung reduzieren

Eine zweite Methode zur Zielbestimmung besteht im Rückgriff auf die oben beschriebenen Stimmungsprotokolle. Stimmungs-/Aktivitätenprotokolle dienen, wie gesagt, nicht nur der Bewusstmachung des Aktivität-Stimmungs-Zusammenhangs (vgl. Kapitel 4.3.3), sondern können auch der Identifikation von unzureichend oder noch gar nicht genutzten Aktivitäten nützlich sein.

Konkretes Vorgehen: Positive Aktivitäten finden in Stimmungsprotokollen

Gemeinsam mit dem Patienten wird in den Protokollen nach Aktivitäten gesucht, die mit positiver Stimmung – beziehungsweise weniger schlechter – Stimmung verbunden sind (ausführlich vgl. Kapitel 4.3.3). Diese stimmungsaufhellenden Aktivitäten sollen im Verlauf der Therapie weiter gestärkt werden. Freiheitsgrade erhält man bei dieser Methode, indem man die gefundene Aktivität auf einen höheren Abstraktionsgrad hebt und nach verwandten Aktivitäten sucht. Ergibt das Aktivitätenprotokoll einer Patientin, dass der Gang in den Klinikpark oder den benachbarten botanischen Garten die Stimmung zu heben vermag, mag die Patientin auch andere Naturerlebnisse als positiv empfinden. In der Folge wird mit der Patientin ein Spaziergang im Wald oder ein Besuch des Barfußpfads geplant und Aktivitäten werden nach und nach zeitlich oder räumlich ausgeweitet.

Wichtig ist es in diesem Stadium auch, dass es lediglich um das *Finden* potenziell günstiger Verhaltensalternativen geht. *Bedenken* hinsichtlich der Umsetzung und Integration in die Alltagsroutine kommen später!

Stärken stärken

Eine Studie von Cheavens, Strunk, Lazarus und Goldstein (2012) verglich eine verhaltenstherapeutische Behandlungsstrategie, die bei Depression eher auf die (noch) vorhandenen Stärken abzielte, mit einer solchen, welche eher auf eine Kompensation der bestehenden Defizite ausgerichtet war. Beide Strategien waren personalisiert, Stärken und Schwächen wurden also in jeder Behandlung individuell definiert, dennoch zeigt sich ein deutlicher Kontrast: Der Fokus auf die eigenen Stärken zeigte klar bessere und schnellere Erfolge (d=.69). „Stärken zu stärken" scheint also für die Anwendungspraxis die deutlich naheliegendere Devise zu sein. Dieses Ergebnis wurde durch eine neue Studie bestätigt, die zeigte, dass ein Fokus auf den Auf- und Ausbau positiver Erfahrungen bessere Erfolge erbringt als der Versuch der Bearbeitung bestehender Probleme mit KVT-Maßnahmen (Craske et al., 2019).

Ausprobieren statt hinterfragen

Der Versuch, aus dem Stimmungsprotokoll Anknüpfungspunkte für auszuweitende „Stärken" oder für „positive Aktivitäten" zu finden, passt gerade bei dysthymen oder schwergradigen Depressionen möglicherweise nicht zu der aktuellen Stimmung und Aufnahmebereitschaft. Auch offensichtliche Zusammenhänge (z.B. „Solange Sie an der frischen Luft sind, scheint es Ihnen besser zu gehen") werden negativistisch verarbeitet oder abgewertet („Ja, aber ..."). Dies ist nicht verwunderlich, da die depressogenen kognitiven Schemata leicht aktivierbar und zugänglich sind und bleiben. Die angemessene therapeutische Haltung ist, diesbezüglich gelassen zu bleiben und zu betonen, dass es bei der Verhaltensaktivierung lediglich darum geht, Dinge einfach auszuprobieren, ohne sie großartig zu hinterfragen. Es geht ferner nicht darum, sich „besonders gut" zu fühlen, sondern es reicht völlig aus, aus eigener Initiative eine Handlung ausführen zu können, welche die depressive Stimmung, auf welchem Weg auch immer, reduziert. Die Suchfrage ist in dieser Phase bzw. bei dem erwähnten Schweregrad der Symptomatik also eher „Was könnte ich (sinnvoll) tun?" als „Was würde mir jetzt guttun?"

Diese Methode der Aktivitätenfindung durch Aktivitätenprotokolle gewinnt noch deutlich an Überzeugungskraft, wenn sie mit dem werteorientierten Ansatz verbunden wird, der im Folgenden beschrieben wird.

4.4.3 Werteorientierte Aktivitäten

Der werteorientierte Ansatz folgt der Philosophie, dass jene Aktivitäten sich positiv auf unsere Stimmung auswirken, die im Einklang mit unseren persönlichen Werten und Zielen sind. Mit dem Bezug auf persönliche Werte soll auch vermieden werden, dass die Auswahl von Aktivitäten unsystematisch und zufällig erfolgt. Das Aktivitätenfinden im Rahmen der Therapie setzt sich praktisch gesehen aus zwei Phasen zusammen: Zunächst werden die maßgeblichen Werte der Person bestimmt und erst im Anschluss werden aus den Werten passende Aktivitäten abgeleitet (vgl. Lejuez et al., 2011; vgl. Abbildung 13).

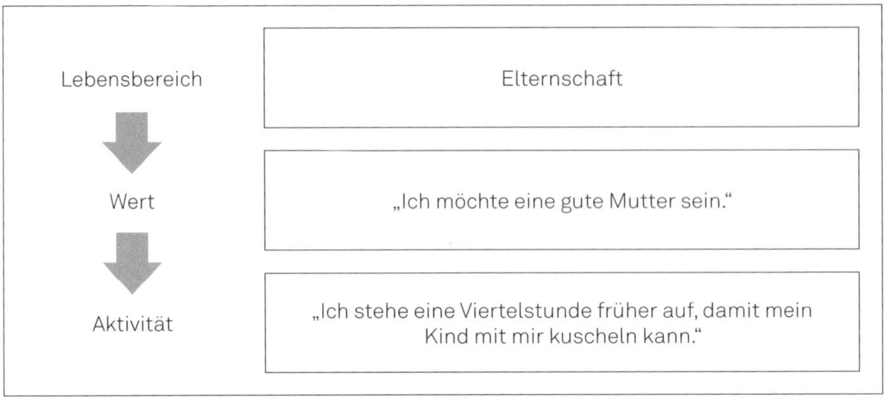

Abbildung 13: Vom Lebensbereich über Werte zur Aktivität (Beispiel)

Werte sind unabhängig von Situationen und Stimmungen

Werte bezeichnen „erstrebenswerte Eigenschaften, Qualitäten oder Ideale des Patienten" (Hoyer & Vogel, 2018; Hoyer, Čolić, Grübler & Gloster, 2020); sie haben im Leben eine richtungsweisende Rolle. Sie transzendieren spezifische Umstände und bleiben unabhängig von konkreten Situationen bedeutsam. Eine Definition von Berghoff, Forsyth, Ritzert, Eifert und Anderson (2018, S. 1388) betont, Werte seien als Wahlentscheidungen darüber, was im Leben wichtig ist, zu verstehen. Danach leiten Werte auch die Auswahl von Verhalten, und wenn ein Verhalten in diesem Sinne werteorientiert sei, dann werde es auch in Abwesenheit externer Verstärker als belohnend empfunden.

Konkretes Vorgehen: Werte erklären

Zur Erklärung von Werten kann das Bild einer Wanderung helfen (Wengenroth, 2017). Werte können wir uns dabei vorstellen, wie die Himmelsrichtungen auf einem Kompass. Vor der Wanderung müssen wir uns überlegen: Zieht es uns mehr nach Norden oder eher in den Süden? Erst wenn wir uns im Klaren darüber sind, in welche Richtung wir uns aufmachen wollen, kann die Wanderung beginnen. Der Kompass hilft uns, die richtige Richtung zu bewahren. So ist es auch mit unseren Werten; sie weisen uns die Richtung, in die wir uns bewegen wollen.

Dysfunktionale Orientierung an Pflichten statt Werten

Im Laufe des Lebens und vor allem in depressiven Phasen kann es vorkommen, dass Patienten den Kontakt zu ihren persönlichen Werten verlieren und sich stattdessen mehr an Verpflichtungen, Verhaltensroutinen und Vermeidungszielen orientieren. Es mag sein, dass ein Patient in seinem Alltag durchaus noch aktiv ist, aber diese Aktivitäten nicht (mehr) im Einklang mit seinen Werten stehen. Prototypisch hierfür steht der Workaholic, der zwar sehr vielen Aktivitäten nachgeht, die aber letztlich nur einige wenige seiner Werte abbilden (z. B. „Ich möchte ein erfolgreicher Geschäftsmann sein" bzw. „Ich möchte meine Privilegien nicht verlieren"). Gleichzeitig werden Werte nicht mehr gelebt, die seinem Leben früher Sinn gestiftet haben (z. B. Kontakt mit Freunden, ausgelassenes Feiern, Natur). Ein anderer Patient mag sich komplett zurückziehen, Beruf und Hobbys aufgeben und aufgrund seines Rückzugs seine Werte vernachlässigen. Primäres Ziel der Therapie ist nun, die Patienten wieder in Kontakt mit ihren Werten zu bringen und diese bewusst zu machen.

Konkretes Vorgehen: Werte bewusst machen

Eine einfache Methode besteht darin, dem Patienten eine Liste mit möglichen Lebensbereichen vorzulegen und die Wichtigkeit der Lebensbereiche einstufen zu lassen (vgl. Abbildung 13 und Arbeitsblatt „Lebensbereiche und ihre Wichtigkeit" im Anhang auf S. 132). Lebensbereiche können z. B. sein: Familie, Freundschaft, Partnerschaft, Beruf/Verpflichtungen, Freizeitgestaltung, Gesundheit und Glaube. Für die wichtigsten Lebensbereiche werden nachfolgend Werte benannt. Es ist wichtig, darauf zu achten, dass sich die Werte auf die eigene Person beziehen. Dabei kann es helfen, eine bestimmte sprachliche Form vorzugeben, beispielsweise „Ich möchte ... sein". Ein Patient möchte „ein engagierter Vater sein" oder „sportlich erfolgreich sein". Dies hilft, den Fokus auf die eigene Person zu richten. Eine andere Methode zur Wertebestimmung findet sich auf dem Arbeitsblatt „Übung Werte sortieren" (vgl. Anhang, S. 133), in der dem Patienten Karten mit unterschiedlichen Werten vorgelegt werden, die er nach Wichtigkeit sortieren soll. Zusätzlich hat er die Möglichkeit, weitere Werte auf leere Karten zu schreiben. Andere Methoden zur Wertebestimmung sind beispielsweise die „Satzanfänge für ein gutes Leben" oder die Fantasieübung „Spaziergang über den Friedhof" (Wengenroth, 2017).

Im Zuge der Wertebestimmung sollen Patienten erkennen, wo Diskrepanzen zwischen ihren Werten und ihrem aktuellen Leben bestehen. Dieser Prozess kann schmerzlich sein, insbesondere, wenn Werte und Lebensbereiche nicht freiwillig aufgegeben wurden (z. B. im Zuge einer Trennung oder einer körperlichen Erkrankung). Umso wichtiger ist es, in dieser Therapiephase eine

Werte bestimmen, Aktivitäten ableiten

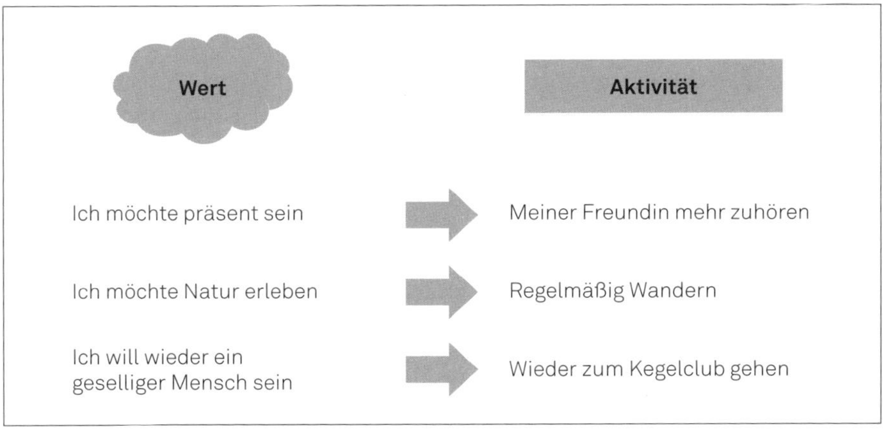

Abbildung 14: Beispiele für Werte und Aktivitäten

ressourcenorientierte Haltung einzunehmen. Auch wenn der Patient derzeit gar nicht oder nur wenig nach seinen Werten lebt, kann er heute damit anfangen, seinem Leben wieder eine neue Richtung zu geben – ganz gemäß dem verhaltenstherapeutischen „Prinzip der kleinen Schritte". Abbildung 14 gibt weitere Beispiele dafür, wie „top down" von Werten zu Aktivitäten vorgegangen werden kann.

Konkretes Vorgehen: Aktivitäten ableiten

Der erste Schritt besteht darin, dass der Patient erarbeitet, welche wertekonformen Aktivitäten er aktuell ausführen könnte. Der Zugang zu den Aktivitäten kann wieder auf unterschiedliche Arten erfolgen. Zum Beispiel lässt sich das Bild des Kompasses mit dem Arbeitsblatt „Werte- und Aktivitäten-Kompass" (vgl. Anhang, S. 134) wieder aufgreifen. Wir wollen hier das einfache Brainstorming als Methode vorstellen. Hierzu nimmt der Patient sich seine wichtigsten Werte zur Hand und überlegt, welche Aktivitäten dazu passen könnten. Eine erste Runde sollte wie ein Brainstorming ablaufen. Alles ist erlaubt und die gesammelten Ideen dürfen noch nicht hinterfragt oder kritisiert werden. Der Therapeut ergänzt das Brainstorming ggf. mit weiteren Ideen oder leitet den Patienten an, auch „kleinere" Aktivitäten zu finden, falls der Patient sich nur Mammutprojekte überlegt. Erst wenn das Brainstorming erschöpft ist, werden die Aktivitäten näher betrachtet. Der Patient sucht sich aus den Aktivitäten jene aus, die besonders gut zu ihm passen. Aus seinem Wert „ein engagierter Vater sein" haben sich im Brainstorming unter anderem drei Aktivitäten ergeben: „mit meinen Kindern ins Schwimmbad gehen", „meinen Kindern regelmäßig eine Gute-Nacht-Geschichte vorlesen" und „zum Elternabend gehen". Im Folgenden wird es darum gehen, jede der Aktivitäten einzeln zu fokussieren, diese Aktivität noch weiter zu konkretisieren und schließlich mit konkreten, prüfbaren Zielformulierungen zu unterlegen (vgl. dazu Kapitel 4.5).

Der Aufbau dieser Aktivitäten und die Diskussion der dabei auftauchenden Erlebnisse und Hindernisse sind nachfolgend der wichtigste Inhalt der Therapie. Der Patient sollte dabei ermutigt werden, sich seine Werte immer wieder bewusst zu machen und zu versuchen, sein Verhalten wieder mehr an seinen Werten auszurichten – und nicht an der aktuellen Stimmung.

Im Gegensatz zu der o.g. Liste positiver Aktivitäten, bei der es vornehmlich darum geht, a priori als „positiv" definierte Aktivitäten auszuführen, können bei der werteorientierten Verhaltensaktivierung auch solche Verhaltensweisen angesteuert werden, die bei der Durchführung nicht unmittelbar als angenehm erlebt werden. Ein Beispiel ist das Wahrnehmen einer Verpflichtung, etwa der Gang zu einem Amt: Die Durchführung dieser Aktivität ist für die wenigsten Personen angenehm, die erfolgreiche Erledigung geht jedoch mit einem Gefühl der Befriedigung einher und kann zu dem jeweils salienten persönlichen Wert (z. B. „Ich möchte in meinem Leben Ordnung halten") einen Beitrag leisten.

Andere Autoren unterscheiden zwischen Typ-A-Aktivitäten und Typ-B-Aktivitäten (z.B. Herrle & Kühner, 1994, S. 55). Typ-A-Aktivitäten sind neutral oder unangenehm – etwas, was man tun muss (z.B. Haushaltspflichten, Besorgungen). Typ-B-Aktivitäten sind Dinge, die man gerne tut, egal, ob bei der Arbeit oder beim Spiel. Was jemand als angenehm, unangenehm oder neutral empfindet, ist individuell sehr verschieden. Im Sinne der werteorientierten Verhaltensaktivierung können auch Typ-A-Aktivitäten, selbst wenn sie kurzfristig unangenehm sind, verstärkungswirksam sein. Dies ist der Fall, wenn dahinterliegende Werte erfüllt werden. Beobachtungen aus Gruppentherapien zeigen im Übrigen eindrucksvoll, wie unterschiedlich die „Vorlieben" in Bezug auf Typ-A-Aktivitäten sein können. Es gilt dabei für die Interventionsplanung im Auge zu behalten, dass bestimmte Typ-A-Aktivitäten auch einer Vermeidungsfunktion dienen können, z.B. im Hinblick auf die Vermeidung von noch unangenehmeren, herausfordernderen oder stärker Angst auslösenden Aktivitäten.

Kurzfristige unangenehme, aber verstärkungswirksame Aktivitäten

4.4.4 Aktivität statt Grübeln und Vermeiden

Martell und Kollegen (2010) drehen den Spieß bei der Aktivitätenfindung um. Sie fragen nicht „Was möchte ich tun?", sondern befassen sich zunächst mit der Frage „Was tue ich gerade?". Diese Frage beantwortet sich bei vielen depressiven Patienten auf eine ähnliche Weise: Sie ziehen sich zurück, verbringen viel Zeit zu Hause und grübeln. Die nächsten Fragen sind dann, welchen Werten diese Aktivitäten dienen, zu was sie nütze sind, ob es eine bewusste Entscheidung ist, sich genau so zu verhalten.

Grübeln (Rumination) stellt ein häufiges Symptom bei depressiven Störungen dar, wobei Betroffene diese Vorgänge zumeist als schwer kontrollierbar und einschränkend bei der Ausführung täglicher Aktivitäten erleben. Das Grübeln hat den Effekt, dass aktives Verhalten entweder vermieden wird, oder dass der Patient in der Situation nicht „präsent ist", d.h. sich der Situation durch das Grübeln mental entzieht (vgl. Konzept der „experiential avoidance"; Hayes, Wilson, Gifford, Follette & Strosahl, 1996). Die klinisch-psychologische Grundlagenforschung hat in Längsschnittstudien eindrucksvoll belegen können, dass Grübeln und repetitive Gedanken („Warum gerade ich?", „Was wäre, wenn ...?") zur Intensivierung und Aufrechterhaltung einer initialen depressiven Stimmung in entscheidender Weise beitragen. Die Antwort auf die obige Frage ist also in der Regel: Es ist kein bewusstes, selbst gewähltes Verhalten, auch nicht die Reaktion auf eine akute schwierige zu lösende Problemkonstellation (dann wäre Grübeln ggf. angemessen; Hoyer & Heidrich, 2009), sondern es ist eher ein Symptom inneffizienter Problemlösung.

Grübeln hat negative Konsequenzen

Die Art und Weise, wie mit Grübelgedanken umgegangen wird, unterscheidet sich zwischen den Therapierichtungen (vgl. Tabelle 7). In der Kognitiven

Verhaltenstherapie steht der Inhalt der Gedanken im Mittelpunkt, verbunden mit der Annahme, dass bei depressiven Menschen verschiedene „Denkfehler“ vorliegen (z. B. Katastrophisieren, Schwarz-Weiß-Denken). Ziel ist es, die Gedanken zu hinterfragen und durch kognitive Umstrukturierung zu einer neuen Einschätzung der Situation zu gelangen.

Inhalt des Grübelns wenig wichtig

Anders ist der Umgang mit Grübelgedanken bereits in den frühen Arbeiten zur Verhaltensaktivierung von Lewinsohn (Lewinsohn, Biglan & Zeiss, 1976). Hier wird nicht der Inhalt, sondern ausschließlich die Häufigkeit des Grübelns betrachtet. Ziel der Ansätze ist eine Reduktion der Häufigkeit der Grübelgedanken. Das heißt, Grübelgedanken sollen von vorneherein unterdrückt und nach Auftreten möglichst schnell gestoppt werden. Klassische Techniken sind Gedankenstopp und Ersetzen der negativen Gedanken durch positive (Lewinsohn et al., 1976). Diese klassischen Techniken wurden in den vergangenen Jahren kritisch diskutiert. Denn Gedankenunterdrückung und Gedankenstopp werden zunehmend als Teil der Psychopathologie von psychischen Erkrankungen diskutiert (Najmi & Wegner, 2008), womit ein Fördern dieses Verhaltens kontraproduktive Effekte haben könnte. Umgekehrt zeigt sich im Rahmen von achtsamkeitsbasierten Therapien, dass eine wertfreie, aufmerksame Hinwendung zu Gedanken effektiv sein kann (Hayes et al., 2006).

Grübeln ist depressionsförderliches Verhalten

Tabelle 7: Verschiedene Ansätze zum Umgang mit Grübeln

Prinzip	Kognitive Umstrukturierung	Gedankenunterdrückung	Funktionale Analyse	Problemlösen
Theoretische Wurzeln	Kognitive Verhaltensaktivierung (Beck)	Verhaltensaktivierung (Lewinsohn)	Verhaltensaktivierung (Martell)	Problemlösetraining (D'Zurilla)
Grundannahme	Inhalt des Grübelns ist wichtig	Grübeln passiert automatisch	Grübeln ist Vermeidungsverhalten	Grübeln ist gescheitertes Problemlösen
Ziel	Kognitive Verzerrungen und Schemata bearbeiten	Automatismus durchbrechen	Weg von der Passivität, hin zur Aktivität	Problemlösekompetenzen verbessern
Beispiele für Techniken	• Kognitive Umstrukturierung • Sokratischer Dialog	• Gedankenbeobachtung • Gedankenstopp • Ersetzen durch positive Gedanken	• Funktionen des Grübelns verstehen • Alternativverhalten aufbauen	• Problembeschreibung • Lösungssuche • Lösungsumsetzung

Einen solchen zuwendenden Blick auf Gedanken werfen Martell und Kollegen (2010) in ihrem modernen Ansatz der Verhaltensaktivierung. Grübeln wird verstanden als Vermeidungshalten, dessen Antezedenzien und Konsequenzen analysiert werden können. Damit wird anders als in der kognitiven Therapie der Depression *keineswegs der Inhalt* der Grübelgedanken analysiert, sondern deren Häufigkeit und kontextuellen Bedingungen. Insbesondere sollen auch die kurzfristig subjektiv *positiven* Konsequenzen (sprich: die Funktion) des Grübelns – bzw. generell von Vermeidungsverhalten – in der Therapie herausgearbeitet werden. Welchen Situationen und Aktivitäten entkomme ich durch mein Grübeln vermeintlich? Welche negativen Gefühle vermeide ich?

Funktion des Grübelns hinterfragen

Beispiel: Funktion des Vermeidungsverhaltens verstehen

Als Beispiel kann hier eine Patientin dienen, die abermals nicht zum Treffen mit ihren besten Freundinnen erscheint und stattdessen den Abend zu Hause verbringt. Die funktionale Analyse des Rückzugsverhaltens ergibt, dass die Patientin große Angst hat, beim Treffen nichts zu erzählen zu haben und nicht lachen zu können. Der Rückzug erspart ihr drohende Misserfolgserlebnisse. Aufbauend auf dieser Analyse werden mit der Patientin alternative, aktive Verhaltensweisen erarbeitet. Das Treffen mit ihren Freundinnen kann hierzu genauso gehören wie niederschwellige soziale Aktivitäten.

Die moderne Verhaltensaktivierung zielt also weder auf die Umstrukturierung der Gedanken noch auf die Unterdrückung und Entfernung von bestimmten Gedanken, sondern sie zielt proaktiv und erfolgsorientiert auf den Aufbau von Verhaltensalternativen. Das Credo ist „Aktivität statt Grübeln und Vermeidung".

Aufbau von Alternativen zum Grübeln

Ein ähnlicher Ansatz zur Zielfindung findet sich im Problemlösetraining bzw. im systematischen Problemlösen (D'Zurilla & Goldfried, 1971). Auch hier geht es darum, dass aus einer Grübelsituation heraus konkrete Ideen für die nächsten Aktivitäten erarbeitet werden. Das Problemlösetraining wird daher in manchen Ansätzen als Verhaltensaktivierung eingestuft (vgl. Kanter et al., 2010): Hiernach leidet der Patient unter einem oder mehreren umschriebenen Problemen, die er mit seinen bisherigen Mitteln nicht zu lösen vermag, woraufhin er die Auseinandersetzung mit dem Problem zunehmend vermeidet. Ziel des Problemlösetrainings besteht darin, dass der Patient Kompetenzen im Lösen der Probleme erlangt und diese aktiv angeht. Die fünf Schritte des Problemlösetrainings sind: (1) Problembeschreibung, (2) Brainstorming nach verschiedenen Lösungsmöglichkeiten, (3) Vergleich der möglichen Lösungen, (4) Umsetzung der gefundenen Lösung, (5) Evaluation (D'Zurilla & Goldfried, 1971).

Systematisches Problemlösen statt Grübeln

Beispiel

Eine Patientin beispielsweise liest ihre Post nicht mehr, aus Angst, hohe Rechnungen darin zu finden und Mahnungen zu bekommen, dadurch

> würde sie sich überfordert fühlen. Die langfristig negativen Konsequenzen dieses Verhaltens liegen auf der Hand: Die Patientin wird in der Tat Rechnungen oder andere wichtige Post übersehen und deswegen tatsächlich Mahnungen erhalten.

Im Problemlösetraining wird dieses Problem zunächst benannt und im Anschluss werden Lösungen für das Problem erarbeitet. Diese Lösungen bestehen zumeist in bestimmten Verhaltensweisen, die der Patient aktiv im Sinne der Verhaltensaktivierung angehen kann.

> **Beispiel**
>
> Im oben genannten Beispiel könnte die Lösung darin bestehen, einen Termin mit der Schuldnerberatung zu vereinbaren; sich einen Termin bei einer Beratungsstelle geben zu lassen, um unterlassene Unterhaltszahlungen durchzusetzen; eine Freundin oder Familienangehörige zu bitten, bei der Kontrolle der monatlichen Finanzen mitzuhelfen etc.

Der nachfolgende Kasten gibt abschließend einen (nicht erschöpfenden) Überblick über weitere Möglichkeiten zum Umgang mit Grübelgedanken (vgl. Hoyer & Vogel, 2018).

Möglichkeiten zum Umgang mit Grübelgedanken

- *2-Minuten-Regel:* Diese Regel beinhaltet, nach zwei Minuten des Grübelns zu hinterfragen, ob das Grübeln hilfreich war und man einer Problemlösung nähergekommen ist. Ist dies nicht der Fall, sollte versucht werden, das Grübeln mithilfe der nachfolgend angeführten Strategien zu beenden.
- *Aktive Ablenkung:* Bedeutet, sich bei aufkommenden Grübelgedanken mit etwas anderem zu beschäftigen bzw. sich abzulenken. Dies kann abhängig von der Situation eine körperliche oder geistige Ablenkung sein. Beispiele: ein Kreuzworträtsel lösen, eine Einkaufsliste schreiben, einen Freund anrufen, Blumen gießen.
- *Probleme lösen:* Diese Strategien sollen eingesetzt werden, um eine Lösung von Problemen aktiv herbeizuführen, anstatt nur passiv über diese zu grübeln.
- *Refokussierung:* Bedeutet, die Aufmerksamkeit weg von den Grübelgedanken wieder hin zur vorliegenden Aufgabe zu führen. Dabei kann z. B. ein innerer Monolog bezüglich der nächsten Teilschritte der vorliegenden Aufgabe helfen (Beispiel: „Zuerst sollte ich alle E-Mails von Mitarbeitern aus dem aktuellen Projekt lesen, danach die Mail von meinem Chef, um dann ggf. dessen weitere Anweisungen bereits in meine Antwortmail an die Kollegen einfließen zu lassen.“).

- *Achtsamkeit:* Bedeutet, sich achtsam den aktuellen Sinneswahrnehmungen zu widmen, anstatt zu grübeln (Beispiele: Beim Spazierengehen die Struktur des Bodens aktiv wahrnehmen, beim Mittagessen den Geschmack, Geruch und die Konsistenz einzelner Speisekomponenten wahrnehmen).

4.4.5 Aufbau sozialer Beziehungen

Zugehörigkeit und soziale Verstärkung

Dem Aufbau sozialer Beziehungen kommt oft eine besondere Bedeutung zu. „Zugehörigkeit" (need to belong) ist eines der wesentlichen menschlichen Grundbedürfnisse. Ist das Zugehörigkeitsgefühl bedroht, stellt dies einen wesentlichen Stressor dar; umgekehrt ist soziale Zugehörigkeit und Identität eine zentrale psychologische Ressource und einer der wichtigsten gesundheitspsychologischen Schutzfaktoren. Die Tatsache, dass soziale Kontakte eine Quelle zahlreicher sozialer Verstärker sind (wie Anerkennung und Aufmerksamkeit oder Zugehörigkeit), ist vielen Patienten bewusst. In der Praxis geschieht es häufig, dass Patienten – ohne weitere Umwege über Aktivitätenlisten, Stimmungsprotokolle oder Wertearbeit – den Aufbau oder die Wiederaktivierung sozialer Kontakte als wichtigstes Aktivitätsziel benennen.

Es wird damit angenommen, dass Aktivitäten, die im Zusammenhang mit sozialen Beziehungen stehen, bei Menschen generell eine wichtige Rolle einnehmen und gefördert werden sollten. Ein ähnlicher Grundgedanke findet sich in der Interpersonellen Therapie (IPT, Schramm, 2019), in der ebenfalls zwischenmenschliche Probleme und soziale Aktivierung im Fokus der Therapie stehen.

Der Patient soll die Gelegenheit bekommen, eigene Probleme im Bereich der sozialen Interaktion zu thematisieren und aktiv Alternativverhalten zu explorieren und einzuüben. Oft liegt der Fokus auf der Wiederbelebung von Kontakten, die bereits existieren, jedoch vernachlässigt wurden. Manchmal kann es darum gehen, Kontakte zu reduzieren, die vorwiegend aus Pflicht- oder Schuldgefühl gepflegt werden, und stattdessen wohltuende Kontakte zu fördern.

Das Prinzip der kleinen Schritte heißt übrigens gerade nicht, dass das *am Ende* angestrebte Ziel ein kleines sein muss. Eine mehrtägige Reise mit einem Freund zu initiieren, durchzusprechen, zu planen und schließlich umzusetzen, zerfällt in zahlreiche einzelne Aufgaben, die allesamt mit der Vorfreude auf das Ereignis verknüpft werden können. Ähnliches gilt für das Planen eines größeren Treffens oder einer Feier. Mitglied in einem Verein zu werden, ist kein großes Ziel, wenn es um das Ausfüllen des Mitgliedsantrags geht; dort aber kontinuierlich zu erscheinen oder gar eine ehrenamtliche Funktion auszuüben, kann anspruchsvoll sein und zahlreiche Teilleistungen und Aufwände implizieren.

Soziale Kontakte werden oft vermieden

Beim Aufbau sozialer Beziehungen ist es wichtig zu berücksichtigen, wie stark vielen akut depressiven Patienten anfangs soziale Kontakte widerstreben mögen. Auch niederschwellige Aktivitäten ohne soziale Verbindlichkeit, wie z. B. die Teilnahme an Veranstaltungen (Konzert- oder Kinobesuche; Sportveranstaltungen), der Besuch von Parks, ein Stadtspaziergang, können sinnvolle Zwischenschritte sein, um der sozialen Isolation zu begegnen. Sie können auch genutzt werden, um überhaupt erste Ideen zu generieren, wie angenehme, nicht überfordernde soziale Kontakte aussehen könnten oder um mit Verhaltensexperimenten zu erproben, welche Verhaltensweisen den Verstärkerwert erhöhen (anderen die Tür aufhalten, sich bedanken, grüßen, ins Gespräch kommen etc.). Besonders im Bereich sozialer Beziehungen können sich Vermeidungstendenzen verfestigt haben. Das Problemlösetraining (vgl. Kapitel 4.4.4) kann genutzt werden, um diesbezüglich Alternativen zu generieren.

4.4.6 Körperliche Aktivierung

Körperliche Aktivierung hat positive Konsequenzen

Ein Spezialfall der Verhaltensaktivierung ist der Fokus auf die körperliche Aktivierung des Patienten und damit auf ganz unterschiedliche Werte wie körperliche Gesundheit, körperliches und seelisches Wohlbefinden, Funktionslust, angenehmes Körpergefühl, Beisammensein, gutes Aussehen und vieles mehr. Diese Form der Aktivierung ist im Bereich der Grundlagenforschung bestens untersucht, und die positiven Auswirkungen der körperlichen Aktivität auf ein gesundes körperliches Funktionieren, vom Stoffwechsel bis zum Immunsystem, können als gesichert gelten (Blake, 2012). Vermehrte Bewegung regt die Biosynthese von Serotonin an und wirkt damit potenziell ähnlich wie klassische Serotonin-Wiederaufnahme-Hemmer. Körperliche Aktivität kann außerdem sowohl das Kortisollevel als auch die Kortisolreaktivität nachweislich reduzieren. Ferner gibt es Hinweise darauf, dass körperliche Aktivität das Wachstum und die Erneuerung von Nervenzellen stimuliert und die Produktion von bestimmten Immunzellen (v. a. Interleukin-6) hemmt. Dies ist bedeutsam, da diese Immunzellen im Zusammenhang mit der Ausschüttung von Kortisol, Antriebslosigkeit, Appetitmangel und auch depressiven Störungen diskutiert werden.

Körperliche Aktivitäten sind auch zur Depressionsprävention und -behandlung eingesetzt worden und können beachtliche Erfolge vorweisen. Dennoch ist in unserem Zusammenhang darauf hinzuweisen, dass körperliche Aktivitäten nur ein Spezialfall der Verhaltensaktivierung sind. Sie sind aber aus mehreren Gründen hochgradig erwünscht. Es geht dabei nicht darum, erklärte „Sportmuffel“ zu etwas zu „bekehren“, für das sie noch nie Interesse hatten, sondern im Sinne einer individuell maßgeschneiderten Bewegungsberatung genau die bewegungsbezogene Aktivität, die dem Patienten oder der Patientin am besten liegt, zu finden und zu nutzen. In diesem Zusammenhang ist interessant, dass selbst einfachste Übungen (wie z.B. auf einem Bein zu stehen und den freien Fuß zu drehen) die Gehirnaktivität bereits um 15% steigern (Hollmann & Strüder, 2000).

Konkretes Vorgehen: Finden der passenden Bewegungsaktivität

Beim Thema körperliche Aktivierung befinden wir uns an der Schnittstelle zur Bewegungstherapie. Arbeitet man als Psychotherapeut im stationären Kontext, kann man die Stärken des interdisziplinären Teams nutzen. Das Finden und Ausprobieren von verschiedenen Aktivitäten ist zentrale Aufgabe der Sport- und Bewegungstherapien. Hier können Patienten verschiedene Arten körperlicher Aktivität testen und die Wirkungen auf ihr Befinden – im wahrsten Sinne des Wortes – am eigenen Leib erfahren. Steht diese Möglichkeit zur interdisziplinären Zusammenarbeit nicht zur Verfügung, hat sich bewährt, die Aktivität schlichtweg vorzugeben. Die bekanntesten Untersuchungen zu körperlicher Aktivität bei Depression geben feste Bewegungsprogramme vor (z.B. Lauftrainings in der Gruppe), ohne auf individuelle Vorlieben einzugehen. Ist etwas mehr Zeit vorhanden, kann mit dem Patienten ausführlich erarbeitet werden, welche Bewegungsaktivität zu ihm passt. Führt der Patient Bewegungsaktivitäten lieber alleine aus oder in Gesellschaft? Mag er Ballsportarten oder sind ihm Bälle schon immer zuwider? Macht er Sport lieber indoor oder an der frischen Luft? Selbstverständlich muss die Durchführung der Aktivität realistisch sein (Skifahren geht nur in den Bergen), und es dürfen keine gesundheitlichen Einschränkungen vorliegen, die der ausgewählten Aktivität entgegenstehen. Wurde eine Aktivität gefunden, kann es in die konkrete Planung übergehen (vgl. Kapitel 4.5).

Neben Angeboten von Sportvereinen und Volkshochschulen gibt es auch von Seiten der Krankenkassen im Rahmen der Gesundheitsförderung und Prävention zahlreiche Trainings- und Gruppenangebote im Bereich Gesundheitssport und Bewegung, auf die der Therapeut in diesem Zusammenhang verweisen kann.

Körperliche Aktivierung ist kein klassischer Ansatz der psychotherapeutischen Depressionstherapie. Aber aufgrund der beeindruckenden Evidenz von körperlicher Aktivierung im Rahmen der Depressionsbehandlung ist das Thema auch für Psychotherapeuten relevant. In mehreren Metaanalysen, in denen die antidepressive Wirkung von körperlicher Aktivität bei depressiven Patienten untersucht wird, finden sich mittlere bis große Effekte (z.B. Josefsson, Lindwall & Archer, 2014; Rethorst, Wipfli & Landers, 2009; Schuch et al., 2016). Darüber hinaus konnte gezeigt werden, dass körperliche Aktivität bei depressiven Patienten die kardiovaskuläre Fitness deutlich steigern kann, was vor dem Hintergrund des erhöhten kardiovaskulären Risikos bei Depression einen wichtigen zusätzlichen Nutzen von körperlicher Aktivität darstellen kann.

Die antidepressive Wirkung von Bewegung ist empirisch belegt

Bei allem Optimismus, zu dem die sportwissenschaftliche Forschung – durchaus berechtigten – Anlass gibt, muss aber auch immer der Kontext der Ergebnisse beachtet werden. Die meisten Studien zu den Effekten von körperlicher Aktivität stützen sich auf Studien, in denen die Teilnehmer mehr oder weniger strukturierte Bewegungsprogramme durchlaufen haben. Sie waren eng begleitet von einem Trainer oder gar einer ganzen Gruppe. Nach Ende der Bewegungsprogramme fallen aber viele Teilnehmer in die Inaktivität zurück. Das ist mit Hinblick auf die depressive Symptomatik problematisch, da sich die Effekte eines Bewegungsprogramms über die Zeit verlieren, wenn die körperlichen Aktivitäten nach Ende einer Intervention nicht aufrechterhalten werden (Hoffman et al., 2011). Gerber und Kollegen (2016, S. 1977) folgern: „Exercise is medicine for patients with major depressive disorders: But only if the ‚pill' is taken!"

Verstetigung von Bewegungsaktivität

Das führt uns zu der Frage, wie depressive Patienten dabei unterstützt werden können, körperliche Aktivität auch selbstständig in ihren Alltag zu integrieren. Es liegt auf der Hand, dass der Aufbau körperlicher Aktivität depressiven Menschen extrem schwerfällt, ebenso schwer oder gar noch schwerer als der Aufbau anderer Aktivitäten des alltäglichen Lebens. Und hier sind wir wieder ganz genuin bei psychotherapeutischen Themen und Expertisen: Wie kann ich Patienten zu einem Verhalten motivieren und wie kann ich sie bei der Umsetzung unterstützen? Die Antwort auf diese Frage findet sich in den nächsten Kapiteln, denn viele Grundprinzipien und Techniken sind genau die gleichen – sei es beim Aufbau von werteorientierten Verhaltensweisen, sozialen Kontakten oder körperlicher Aktivität.

Konkretes Vorgehen: Körperlich aktiv werden und ausprobieren

Wie bei den anderen Aktivitäten auch, ist es wichtig, dass Patienten sich mit der Aktivität identifizieren und den Therapeuten als Coach nutzen, der dabei hilft, nicht nur die passende Bewegungsaktivität zu finden, sondern diese auch zu verstetigen.

Bei körperlichen Aktivitäten kann es zahlreiche gesundheitliche Barrieren geben, weil Patienten aufgrund ihres Alters oder wegen bereits bestehender Schädigungen nicht mehr alle potenziell sinnvollen Formen von Gesundheitssport ausüben können. Wenn Joggen bzw. Lauftraining nicht mehr möglich sind, aber Nordic Walking schon, dann ist es nur bedingt Aufgabe des Therapeuten mit Gesprächstechniken wie im Motivational Interviewing die Vor- und Nachteile des Nordic Walking abzuklären. Noch wichtiger ist aber, wie dargestellt, das Ausprobieren. Eine typische Hausaufgabe im Rahmen der Verhaltensaktivierung wäre also nicht „Listen Sie die Vor- und Nachteile des Nordic Walking auf", sondern „Gehen Sie in das am besten ausgestattete Sportgeschäft Ihrer Region und lassen Sie sich über Nordic Walking und seine Ausrüstungskomponenten informieren". Dies ist nur ein Beispiel für eine aktive Auseinandersetzung mit den eigenen Aktivitätsideen.

Bedenken und antizipierte Schwierigkeiten sind bei allen Sportarten zu erwarten, und wie erwähnt sind die Prinzipien „Ausprobieren" und „kleine Schritte" rein verbalen Disputationsstrategien vorzuziehen.

Im Hinblick auf die Verstetigung ist die Erhöhung der sozialen Verbindlichkeit einer sportlichen Aktivität naheliegend: Hilfreich kann die Mitgliedschaft in einem Verein, die Anmeldung zu einem wöchentlich stattfindenden Kurs oder die verbindliche, regelmäßige Verabredung mit Freunden sein. Einer unserer Patienten hatte ohnehin vor, sich einen Hund anzuschaffen, und er nutzte die Verpflichtung gegenüber dem Hund für tägliche Bewegungsaktivität. Manche Patienten können auch ihren Ehrgeiz einbringen und profitieren von der Anschaffung eines Schrittzählers mit der regelmäßigen Protokollierung ihrer Bewegungsaktivität.

4.5 Aktivitätenplanung

Unabhängig davon, welche Aktivität ein Patient sich vornimmt, die darauf aufbauenden Maßnahmen gelten für alle Aktivitäten. Denn nun müssen die Vorhaben tatsächlich umgesetzt werden. „Leichter gesagt als getan" ist jedoch mit gutem Grund ein bekanntes Sprichwort: Die Umsetzung von Absichten in tatsächliche Handlungen und das regelmäßige Ausführen dieser Handlungen, ihre Verstetigung, sind schon außerhalb der Depression schwierig und ein Kernproblem aller Interventionen im Bereich des Gesundheitshandelns. Die Umsetzung von Absichten fällt depressiven Patienten nochmals deutlich schwerer als nicht depressiven Menschen, da die erforderlichen Umsetzungskompetenzen (vgl. Kapitel 2.3) fehlen bzw. schwach ausgeprägt sind (Krämer, Helmes, Seelig et al., 2014; Krämer, Helmes & Bengel, 2014). Die sogenannte Absichts-Verhaltens-Lücke zwischen Vorhaben und Umsetzung erleben die Patienten regelmäßig in ihrem Alltag. So oft schon haben sie sich etwas vorgenommen und sind dann doch gescheitert. Die Skepsis der Patienten, dass es diesmal klappen wird, ist oftmals groß. Wichtigste Aufgaben des Therapeuten sind daher das Fördern der Selbstwirksamkeit des Patienten (vgl. Kapitel 4.3.4) sowie die Vermittlung von volitionalen Kompetenzen.

Absichts-Verhaltens-Lücke

Zu den volitionalen Kompetenzen zählt allem voran die sorgsame Planung der einmal ausgewählten, selbstinitiierten Aktivität. In randomisiert-kontrollierten Studien hat sich gezeigt, dass allein schon eine konkrete Ausformulierung von *Verhaltensabsichten* (z. B. „Ich möchte mich mehr bewegen") in konkrete *Verhaltenspläne* (z. B. „Ich möchte am Sonntag um 10 Uhr im Stadtpark spazieren gehen") zu einer deutlichen Steigerung der Verhaltensausführung führt (Armitage & Arden, 2010; Sniehotta, Schwarzer, Scholz & Schüz, 2005). Gollwitzer (1999) unterscheidet in diesem Zusammenhang zwischen Zielintentionen (goal intentions) und Durchführungsintentionen(implementation intention). Während Zielintentionen lose Absichtsbekundungen sind, nehmen

Durchführungsintentionen sind zielführend

Durchführungsintentionen bereits konkrete Formen an und sind in der Wenn-Dann-Form formuliert (z. B. „Wenn ich montags von der Arbeit nach Hause komme, dann ziehe ich mir meine Laufschuhe an und gehe im Stadtpark joggen"). Durch die verbindliche Festlegung auf einen bestimmten Tag, Ort und Zeitpunkt wird die Person von der quälenden „Soll ich oder soll ich nicht?"-Frage befreit. Statt dass sich die Person jeden Tag aufs Neue die Frage stellt, ob heute ein guter Tag für die Aktivitätsumsetzung ist, wird die Verhaltensausführung an externe, situative Auslöser geknüpft. Dies erhöht die Wahrscheinlichkeit der Verhaltensausführung. Gerade in Zeiten der Resignation und Energielosigkeit ist es sinnlos, die Frage zu stellen, ob heute ein guter Tag zum Aktivwerden ist. Denn die eigene Stimmung plädiert ganz eindeutig für das Nichtstun; sie darf deshalb nicht als Taktgeber eigenen Verhaltens fungieren.

„Just do it (on Monday, 6 pm)"

Um das Rational des Planens einem depressiven Patienten gegenüber zu erklären, kann es hilfreich sein, die Metapher der „Stimmung als schlechter Ratgeber" zu nutzen. Vor allem in Zeiten der Niedergeschlagenheit verleitet die Stimmung häufig dazu, sich zurückzuziehen und Anforderungen und Kontakte zu meiden. Aus diesem Grund ist es besonders wichtig, das eigene Verhalten in der Depression an einen „Plan" und nicht an die aktuelle Stimmung zu binden. Werden dann kleine im Voraus geplante Aktivitätsziele erreicht, wird sich die Stimmung infolge des erlebten Erfolges, oder weil die Aktivität an sich Freude bereitete, in den meisten Fällen etwas verbessern. Weitere Vorteile des „Verhaltens nach Plan" bestehen in der Stärkung der Selbstwirksamkeitserwartung sowie nach und nach in einem wiederkehrenden Gefühl der persönlichen Teilhabe am Leben und positiven Veränderung der Lebenssituation. So sollten z. B. Aktivitäten geplant werden, welche die Erfüllung alltäglicher Pflichten zum Inhalt haben, aber auch Aktivitäten, die Freude bereiten, wie die Ausübung eines Hobbys oder der Kontakt mit anderen Menschen. Darüber hinaus sollen auch längerfristige persönliche Ziele mit der Methode des „Verhaltens nach Plan" angestrebt und erreicht werden (Hoyer & Vogel, 2018, S. 83).

Handle nach Plan, nicht nach Stimmung

4.5.1 Einen Verhaltensplan aufstellen

W-Fragen helfen

Bei der Erstellung des Verhaltensplans helfen die fünf W-Fragen (Krämer & Göhner, 2016): *Was? Wann? Wo? Mit wem? Was sonst?*

„Was": Das Was der Aktivität ist zu diesem Zeitpunkt der Therapie – zumindest grob – abgesteckt. Es ergibt sich unmittelbar aus dem Schritt „Zielaktivität bestimmen" (vgl. Kapitel 4.4). Im besten Falle haben sich mehrere Aktivitätsideen ergeben, aus denen sich der Patient nun eine Aktivität aussuchen kann. Sollten Patienten hier spontan Entscheidungen treffen können, ist dies sehr günstig (z. B. „Ich wollte schon lange mal ..."). Wenn dies nicht der Fall ist, sollte dies jedoch nicht in Grübeleien hinsichtlich der ersten Schritte mün-

den, vielmehr geht es erneut um das Ausprobieren: Ob das Zielverhalten geeignet war, wird man schon herausfinden, solange man es nur versucht! „Fehler“ gibt es nicht, sondern nur die Chance auf neue Informationen!

Konkretes Vorgehen: Aktivitätenhierarchie und Konkretisierung

Eine Hierarchisierung der Aktivitäten nach Schwierigkeit, Machbarkeit und Verfügbarkeit (von Gelegenheiten) unterstützt den Patienten bei der Auswahl einer geeigneten Aktivität (vgl. Abbildung 15 sowie Arbeitsblatt „Mein Verhaltensplan“ im Anhang auf S. 135). Die Aufgabe des Therapeuten besteht darin, unrealistische Zielsetzungen möglichst zu korrigieren und zunächst geeignete Schritte zu planen, um ein Erfolgserlebnis wahrscheinlicher zu machen. Neben der Auswahl der Aktivität bedarf es unbedingt auch einer Konkretisierung. Die Idee „mich körperlich betätigen“ ist beispielsweise noch sehr allgemein und sollte noch konkret auf eine bestimmte Aktivität (z.B. spazieren gehen) bezogen werden. Manchen Patienten hilft der Hinweis, dass es für umfangreiche Veränderungen entscheidend sein kann, dass zunächst ein einziges, oft sehr eingegrenztes Verhalten umgesetzt wird (sogenannte „keystone habits“; vgl. auch Guise, 2013, und das Prinzip der „mini habits“). An diesem abgegrenzten Verhalten werden Prinzipien erlernt, die sich danach auch auf komplexere Verhaltensweisen übertragen lassen.

Selbstverständlich sind kleine, potenziell freudvolle Verhaltensroutinen (z.B. „An Samstagen gehe ich Brötchen holen“) nicht immer gleichermaßen erfreulich oder schön. Sie können jederzeit modifiziert werden (z.B. „Einmal im Monat gehen wir frühstücken“) und mit der Zeit komplexer werden (z.B. „Wir laden außerdem einmal im Monat Freunde zum Frühstück ein“).

„Wo“: Eng mit dem *Was* verbunden ist die Frage nach dem *Wo* der Aktivität. Wo will die Patientin spazieren gehen? „Im Stadtpark, wo sie die Blumen so nett anrichten“ oder „Auf den Feldern, die an mein Dorf angrenzen. Dort habe ich keinen Anfahrtsweg“. Die Spezifizierung des Ortes hat unter anderem den Effekt, dass ein mentales Bild der Aktivität vor dem inneren Auge des Patienten entstehen kann (vgl. Mental Imagery; Renner, Ji, Pictet, Holmes & Blackwell, 2017). Mit jedem Schritt der Planung wird die Aktivität zusehends konkreter. Darüber hinaus dient die Formulierung des Ortes der Realitätsüberprüfung des Vorhabens. Bei der Festlegung des Ortes wird schnell deutlich, wenn sich eine ach so gut klingende Aktivität (z.B. „ein Kunstmuseum besuchen“) in der Nähe des eigenen Wohnorts (z.B. Schwäbische Alb) nicht oder nur unter großem Aufwand umsetzen lässt. Ein motivationspsychologisch gut untersuchter Zugang zu realisierbaren Zielen ist die Selbstregulationsstrategie des sogenannten *Mentalen Kontrastierens,* welche den Realitätsbezug stärkt, indem schwelgerische und grüblerische Zielvarianten gegeneinander kontrastiert werden, um einen realistisch machbaren Zielkompromiss zu finden (Oettingen & Kluge, 2009).

Kognitive Probe

„Wann“: Die wohl wichtigste Frage der Verhaltensplanung ist die *Wann*-Frage. Wann möchte die Patientin spazieren gehen? Durch die Fixierung auf einen

Sich festlegen

Aktivitätenplan				
Aktivität	**Wie oft?**	**Angenommene Schwierigkeit**	**Umgesetzt?**	**Tatsächliche Schwierigkeit**
Vor 10 Uhr aufstehen	Täglich	2	Jeden Tag, außer Samstag	2
Fahrrad nehmen statt Auto	5-mal	3	12-mal!	1
Abends kochen und dafür einkaufen	2-mal pro Woche	5	(noch nicht)	(noch offen)
Einladungen aussprechen und jemanden dafür auswählen	(noch unklar)	7	(noch nicht)	(noch offen)
Bewerbungen schreiben	(noch unklar)	9	(noch nicht)	(noch offen)

Abbildung 15: Beispiel für eine Aktivitätenhierarchie und Ergebnisse zur ersten Umsetzung[2]

bestimmten Tag und Zeitpunkt der Verhaltensausführung legt die Patientin sich auf eine bestimmte Auslösesituation für das Verhalten fest. Die Verhaltensausführung wird damit losgelöst von inneren Zuständen und Gefühlslagen und an externe Trigger (situative Auslöser) geknüpft. Ein solcher, externer Trigger kann ganz schlicht ein Tag und eine Uhrzeit sein, die sich gemäß Aktivitätenmonitoring als gut geeignet gezeigt hat (z. B. „Ich gehe am Sonntag um 10 Uhr spazieren") oder er besteht in einem bestimmten Ereignis (z. B. „Ich gehe am Montag direkt nach der Arbeit spazieren"). Neben dem Startzeitpunkt sollte nach Möglichkeit auch die Dauer der Aktivität geplant werden inklusive aller Vor- und Nachbereitungen (z. B. Anfahrtswege). Zu Beginn sollten im Sinne der Hierarchisierung eher kürzere Aktivitäten geplant werden, die der Patientin gut zu bewältigen erscheinen.

„Mit wem": Bei einigen Aktivitäten ergibt sich von selbst, ob man sie alleine oder in Gesellschaft ausübt (z. B. Spieleabend mit der Familie, Fußball); bei anderen Aktivitäten muss man hierüber Entscheidungen treffen (z. B. spazieren, ins Kino gehen). Kommt die Frage der sozialen Einbindung während eines therapeutischen Gesprächs nicht ohnehin zur Sprache, sollte hier gezielt nachgefragt werden. Neben der Erfüllung relevanter Werte ist soziale Einbindung ein wichtiger Motivator. Die Motivation kann sich im Sinne sozialer Unterstützung (positive Verstärkung) oder sozialer Kontrolle (z. B. Scham bei Absagen eines gemeinsamen Treffens) entfalten. Die sogenannte soziale Verbindlichkeit erhöht die Erfolgswahrscheinlichkeit sowohl für neues Verhalten als auch für die Verstetigung von wertegebundenem Handeln.

Soziale Einbindung motiviert

2 *Anmerkung:* Im vorliegenden Beispiel sind Anfangserfolge erkennbar. Das Ziel „Einladungen aussprechen und jemanden dafür auswählen" sollte in zwei Teilziele zerlegt werden. Das Ziel „Bewerbungen schreiben" sollte ebenfalls in Teilziele aufgegliedert werden.

„Was sonst“: Durch die Frage nach dem *Was sonst* werden Patienten angeregt, zu überlegen, was sonst noch bedacht werden muss (z.B. Die Patientin, die gerne im Stadtpark spazieren gehen möchte, muss sich überlegen, wie sie dorthin kommt und ob ihre Kinder in dieser Zeit versorgt sind). Generell sollten all jene Schritte formuliert werden, die zum Handlungsplan dazugehören. Bei diesem Schritt der Handlungsplanung kann passieren, dass ein Patient merkt, dass der vorbereitende Schritt an sich schon schwierig genug ist und auch geplant werden muss (z.B. die Freundin erstmal anrufen, bevor man mit ihr einen Kaffee trinken kann).

Konkret planen

Durch die Bearbeitung der fünf W-Fragen entsteht ein detaillierter Handlungsplan. Dabei antizipiert ein gründlicher Handlungsplan auch schon potenzielle Hindernisse, auf die wir ausführlich in Kapitel 4.6 eingehen werden. Die Handlungsplanung ist zunächst ein kognitiver Akt – wie der Begriff „Planung“ schon impliziert. Wie oben bereits angedeutet, können erfahrungsbasierte Methoden wie das Arbeiten mit mentalen Bildern unschwer integriert werden.

Das Entwickeln von immer wieder neuen Handlungsplänen ist ein iterativer Prozess (vgl. Kapitel 2.5). Einmal gefundene verstärkungswirksame Aktivitäten können sich abnutzen oder mit der Zeit geradezu langweilig werden. Das liegt in der Natur der Sache. Deswegen geht es auch nicht darum, bestimmte Handlungspläne mehr oder weniger einzuüben, sondern Strategiewissen darüber zu vermitteln, wie aus persönlich relevanten Werten immer wieder neue Ziele und Handlungspläne abgeleitet werden können.

Konkretes Vorgehen:
Kompromiss zwischen Planung und Flexibilität

Grundsätzlich gilt: Je konkreter ein Plan, desto besser. Gleichzeitig darf sich das Planen aber nicht in einen Akt der übertriebenen Regelgebundenheit entwickeln. Nicht jede Aktivität lässt sich zeitlich und räumlich perfekt festlegen (z.B. mit Freunden treffen, Drachen steigen lassen). Und nicht jeder Patient kann oder möchte seinen Alltag bis ins letzte Detail planen. Daher muss bei der Handlungsplanung immer eine Balance zwischen Festlegung und Flexibilität gefunden werden. Die W-Fragen sind als Hilfe zu verstehen, nicht als Zwang. Dies sollte auch den Patienten vermittelt werden.

Um Patienten gegen Misserfolge zu immunisieren, kann es auch sinnvoll sein, ein Ziel unterhalb des maximal Möglichen zu definieren, um unvorhergesehene Störungen zu berücksichtigen: Wenn das Ziel ist „im Verlauf einer Woche fünfmal Laufen gehen“ (und nicht „siebenmal“), so ist dieses Ziel auch zu erreichen, wenn an einem der ersten Tage der Woche die Zielaktivität nicht möglich war. Es müssen nicht zwangsläufig vorher alle Tage für das Laufen festgelegt werden, es kann dem Patienten freigestellt werden, wann er läuft, um auf das gesetzte Wochenziel zu kommen.

4.5.2 Wochenplan

Highlights der Woche vorher definieren

In manchen Manualen der Verhaltensaktivierung (z.B. Martell et al., 2010) oder auch im Rahmen von kognitiv-verhaltenstherapeutischen Manualen (z.B. Hautzinger, 2013) wird die Aktivitätenplanung mit der Erstellung eines Wochenplanes verknüpft. Patienten erhalten die Aufgabe, ihre geplanten Aktivitäten in einen Wochenplan einzutragen. Hierzu kann auf die bereits erstellten Stimmungs-/Aktivitätenprotokolle zurückgegriffen werden (vgl. Kapitel 4.3.3). Liegt noch kein Protokoll der Aktivitäten vor, kann der Patient mithilfe des Wochenplans (vgl. Anhang, S. 136) notieren, zu welchen Zeiten er bereits verplant ist. In diesen Plan mit den bisherigen Aktivitäten werden die neuen Aktivitäten zusätzlich integriert. Beispielsweise werden Zeitfenster, die bisher mit „Nichtstun“ oder „Fernsehen“ gefüllt waren, mit neuen Aktivitäten, z.B. neuen „Highlights“, verknüpft. Der Wochenplan soll dem Patienten als Übersicht dienen und dem Finden eines realistischen, freien Zeitfensters dienen.

Konkretes Vorgehen: Entwickeln eines Wochenplans

Zieht man ein Stimmungs- und Aktivitätenprotokoll heran, so ergeben sich meist mehrere Zeitfenster, die in der folgenden Woche mit wertegebundenen Aktivitäten gefüllt werden können. Das Stimmungs- und Aktivitätenprotokoll in Abbildung 11 (vgl. Kapitel 4.3.3) zeigt, dass die Patientin einen großen Teil ihrer Woche mit Surfen am PC und mit Fernsehen verbringt. Dies wäre möglicherweise unproblematisch, wenn sie während dieser Zeit eine gehobene oder zumindest neutrale Stimmung hätte. Dies ist aber hier nicht der Fall (Stimmung meist lediglich „3“ oder „4“). Vor dem Hintergrund der sonstigen Interessen der Patientin kommen statt „Fernsehen“ mehrere andere Aktivitäten infrage, z.B. Freunde anrufen, sportliches Training, shoppen, in die Stadt gehen. Diese Aktivitäten werden nun genau festgelegt und in einen leeren Wochenplan oder in den Smartphone-Kalender eingetragen.

4.5.3 Umsetzungsversuch

Umsetzungsversuche als „Win-win-Situation“

Zeitnah nach der Aktivitätenplanung muss sich ein erster Umsetzungsversuch anschließen, mit dem „neue Daten“ für die nächste Therapiesitzung gewonnen werden. Der Patient kann alltagsnahe Erfahrungen mit dem Verhalten und in Bezug auf die Tauglichkeit des Plans sammeln. Wie immer bei verhaltenstherapeutischen Hausaufgaben, wird eine „Win-win-Situation“ kreiert: Entweder die vereinbarte Zielsetzung wird erreicht (win), oder aber es gelingt, neue Informationen über die Situation zu sammeln, die in eine verbesserte Zielplanung münden können (win). Auf diese Weise wird in der Therapie auch eine positive Modellsituation geschaffen, in der Patienten lernen, Teilerfolge ohne Selbstabwertung oder überzogene Kritik zu verarbeiten.

Fallbeispiel: Schaffen einer Win-win-Situation beim ersten Umsetzungsversuch

Ein 23-jähriger Patient fürchtet die Exmatrikulation, weil er seit ca. einem halben Jahr erfolgslos vor der Aufgabe steht, seine Masterarbeit zu beginnen. Zahlreiche Formen von Aufschiebeverhalten (u.a. Internetsucht) lähmen den Patienten in seinem Alltag. Der Leidensdruck ist enorm, und er hat sich für den Therapieanfang Großes vorgenommen, denn er möchte gleich nach der ersten Therapiestunde in der folgenden Woche sechs Seiten seiner Arbeit schreiben. Mögliche Barrieren dabei sind besprochen worden (siehe unten), unter anderem ist der Patient über Arbeitstechniken beim akademischen Schreiben informiert worden, einschließlich der Notwendigkeit, am Anfang ohne „inneren Kritiker“ einfach „drauflos“ zu schrieben. Angesichts dessen, dass es sich um den ersten Umsetzungsversuch handelt, ist aber dennoch die Gefahr groß, dass die sechs Seiten nicht erreicht werden und dass dies als Misserfolg und Beleg für die eigenen vermeintlichen Defizite und auch als Entwertung der Therapie verarbeitet und erlebt würde. Dem ist unbedingt gegenzusteuern, jedoch ohne dass die grundsätzliche Erfolgserwartung des Patienten in Zweifel gezogen wird:

Th.: Es ist Ihr erster Umsetzungsversuch nach so langer Zeit. Angesichts dessen, dass Sie seit sechs Monaten gar nichts mehr geschafft haben, wäre doch ein einziger Absatz ein Erfolg!

Pat.: Das kann ich nicht so sehen, denn mir läuft die Zeit weg und es muss jetzt was passieren!

Th.: Sie stehen jetzt mächtig unter Druck; andererseits ist es aber für den Therapiestart wichtig, dass wir möglichst mit einem Erfolgserlebnis beginnen! Sind sechs Seiten realistisch?

Pat.: Ich finde schon und ich will das jetzt.

Th.: Für die Therapie und ihren langfristigen Erfolg ist vor allem wichtig, dass Sie die Aufgabe ernst nehmen und wir in einer Woche Informationen darüber haben, was geklappt hat und was nicht. Ich wäre schon zufrieden, wenn Sie überhaupt irgendetwas geschrieben haben und Sie genau protokollieren, wann und wie Sie zum Schreiben gekommen sind, und was Sie behindert hat. Wollen Sie Ihr Ziel von sechs Seiten nochmal überdenken?

Pat.: Ich finde, es sollten mindestens sechs Seiten werden, sonst wäre ich einfach nicht zufrieden.

Der Patient hatte nach einer Woche 4,5 Seiten geschrieben, sodass es noch Anlass gab, über Defizite im Umsetzungsplan zu sprechen. Gleichzeitig hatte er dadurch aber eine erhebliche Stimmungsaufhellung erreicht, denn es war nun absehbar und planbar, dass er in der gesetzten Zeit grundsätzlich die Masterarbeit würde abschließen können.

Für jeden Patienten ist der beste Zeitpunkt, einen ersten Umsetzungsversuch zu wagen, ein anderer. Er kann direkt nach der Planung erfolgen oder erst später, nachdem in der Therapie mögliche Handlungsbarrieren vorweggenommen und Bewältigungsoptionen gefunden wurden (vgl. Kapitel 4.6). Sich früh an Umsetzungsversuche heranzuwagen, kann vor allem dann hilfreich sein, wenn sehr kleine Schritte definiert werden. Dabei muss immer klar sein, dass während einer depressiven Stimmungslage auch „kleine“ Dinge schwerfallen können, die das sonst nicht tun. Vor allem im frühen Verlauf der Therapie bietet sich an, den Umsetzungsversuch als Verhaltensexperiment zu rahmen, also keinen „Erfolgsdruck“ zu produzieren, sondern eher Probehandeln und Beobachten zu provozieren. Nochmals gilt: Probieren geht über Studieren! Das Ziel ist hier nicht ein unmittelbares Erfolgserlebnis des Patienten, sondern ein erster Schritt in Richtung Initiative („In der Therapie wird nicht nur geredet.“) sowie die Sammlung von Daten über die Tauglichkeit des Plans, mögliche Barrieren und Effekte. In der darauffolgenden Sitzung kann auf den Erfahrungen aufgebaut werden.

Je nachdem, welche Aktivitäten geplant werden und wie stark die depressive Symptomatik ausgeprägt ist, kann es durchaus sein, dass die Stimmung sich nicht unmittelbar während oder nach der Aktivität verändert; oder eben nicht jedes einzelne Mal. Deswegen ist es wichtig, dass die Bewertung des (weiteren) Vorgehens grundsätzlich nicht von einem einzelnen Versuch oder Verhaltensexperiment abhängig gemacht wird. Wichtiger ist die Frage:

> „Wenn Sie diesen Weg weitergehen, erhöht sich dann die Chance, dass sich etwas Positives tut?“

Ein Zwischenfazit sollte erst gezogen werden, wenn möglichst viele Beobachtungen vorliegen. Manche Patienten können sich auch mit der Idee identifizieren, dass ihr Körper und Prozesse des Lustempfindens erst wieder in Schwung kommen müssen und es in der Natur der Sache liegt, dass nicht jeder einzelne Versuch befriedigend ist.

4.6 Umgang mit Barrieren

4.6.1 Identifikation von Barrieren

Hat nach der Bildung des Handlungsplans bereits ein Umsetzungsversuch stattgefunden, kann der Schritt „Barrieren-Management“ am konkreten Beispiel besprochen werden. Es besteht aber auch die Möglichkeit, mit dem Umsetzungsversuch noch abzuwarten und mögliche Umsetzungsbarrieren schon vor dem ersten Umsetzungsversuch zu antizipieren. Letzteres hat den Vorteil, dass die Identifikation von Barrieren und ein gutes Barrieren-Management den Erfolg des ersten Umsetzungsversuchs wahrscheinlicher machen. Andererseits verzögert sich dadurch die Zeit bis zur ersten Verhaltensausführung – ein Für und Wider, das im Einzelfall abgewogen werden muss.

Unter Barrieren verstehen wir all jene inneren und äußeren Hindernisse, die „die Umsetzung einer Verhaltensabsicht erschweren bzw. gefährden können" (Krämer & Fuchs, 2010).

Innere und äußere Hindernisse vorwegnehmen

Beispiel

So mag am Montagabend, an dem unsere Patientin spazieren gehen wollte, das Wetter ganz scheußlich sein, ein guter Film im Fernsehen laufen (äußere Hindernisse), die Müdigkeit quälend oder die Stimmung auf dem Tiefpunkt sein (innere Hindernisse); ganz nach dem Motto „Irgendwas ist immer."

Konkretes Vorgehen: Umsetzungsbarrieren erkennen

Die therapeutische Arbeit besteht darin, mögliche Barrieren zu identifizieren, ohne zu entmutigen. Gemeinsam mit dem Patienten wird überlegt, welche Barrieren er aus vergangenen Erfahrungen oder dem Umsetzungsversuch bereits kennt oder welche neuen Barrieren wahrscheinlich sind. Hierbei hilft die Unterscheidung in äußere und innere Barrieren den Denkrahmen aufzuspannen (vgl. Arbeitsblatt „Innere und äußere Barrieren" im Anhang, S. 137). Bei depressiven Patienten sind die niedergeschlagene Stimmung und ein zwischenzeitlicher Motivationsverlust sicherlich häufigste Umsetzungsbarrieren. Beispiele für etwaige Barrieren beim Joggen sind in Tabelle 8 aufgelistet.

In der Gesprächsführung sollte dabei deutlich erkennbar sein, dass die Frage nach den Barrieren nichts mit Mutlosigkeit oder Misserfolgsmotivation zu tun hat; im Gegenteil, es geht um eine für die Patienten mitunter sogar neue Form von Erfolgsorientierung, nämlich etwas auch dann zu schaffen und durchzusetzen, wenn die Voraussetzungen nicht optimal sind, oder mit anderen Worten auch einfach um den „Plan B".

Tabelle 8: Innere und äußere Barrieren am Beispiel „Joggen gehen"

Innere Barrieren	Äußere Barrieren
Niedergeschlagenheit	Schlechtes Wetter
Lustlosigkeit	Überstunden
Müdigkeit	Guter Film im Fernsehen
Krankheit	Babysitter sagt ab
Zweifel	Unerwarteter Besuch

4.6.2 Strategien zum Umgang mit Barrieren

Nach der Identifikation der Barrieren soll der Patient Strategien entwickeln, die ihm einen konstruktiven Umgang mit seinen Barrieren ermöglichen (Göhner & Fuchs, 2007). Was kann unsere Patientin tun, um trotz Hindernissen den Schritt in den Stadtpark zu schaffen? Bei der Ermittlung von Strategien hat sich die Unterscheidung in akute und präventive Strategien bewährt.

Akute und präventive Strategien

Die Unterscheidung in präventive und akute Strategien ist in ähnlicher Form aus der Suchttherapie bekannt, wo zwischen „get around a high risk situation" und „get through" unterschieden wird (Marlatt & Gordon, 1985, S. 108). Tabelle 9 gibt konkrete Beispiele für akute und präventive Strategien.

Tabelle 9: Beispiele für präventive und akute Strategien zum Umgang mit Hindernissen (vgl. Krämer & Fuchs, 2010; Kuhl, 1996)

Akute Strategien	Nachmotivieren	Ich halte mir noch einmal vor Augen, warum ich mir die Aktivität vorgenommen hatte.
	Selbstinstruktion	Ich erinnere mich an meinen Motivationssatz: „Habe Mut und alles wird gut."
	Stimmungsregulation	Ich versuche, mich in eine Stimmung zu versetzen, in der ich Lust auf Spazierengehen habe. Häufig hilft mir dabei eine schwungvolle Musik.
	Umdeuten	Ich versuche, den Regen als Erfrischung nach einem heißen Tag zu sehen.
	Aufmerksamkeitslenkung	Ich fange erst gar nicht an, darüber nachzudenken, was ich stattdessen tun könnte.
Präventive Strategien	Stimuluskontrolle	Ich mache einen weiten Weg um mein Sofa.
	Hinweisreize	Ich hänge mir einen Erinnerungszettel an den Kühlschrank.
	Vorbereitungen	Ich hole meine Laufjacke schon vom Speicher.
	Hindernisse minimieren	Ich suche mir eine Spazierstrecke in der Nähe.
	Soziale Einbindung	Ich verabrede mich mit einer Freundin zum Spazierengehen. So fällt es mir schwerer, abzusagen.
	Soziale Kontrolle	Ich erzähle meinem Sohn von meinem Plan, spazieren zu gehen. Dann ist es mir peinlich, den Plan nicht umzusetzen.

Präventive Strategien zielen darauf ab, das Hindernis von vorneherein zu umgehen oder dienen der längerfristigen Selbstverpflichtung (Krämer & Fuchs, 2010).

Beispiel

Die Patientin könnte beispielsweise entscheiden, nach der Arbeit nicht nach Hause zu gehen, da sie dort häufig Müdigkeit und Lustlosigkeit überkommen. Stattdessen könnte sie sich vornehmen, direkt nach der Arbeit einen Spaziergang zu machen, um die Risikosituation „Sofa zu Hause" zu vermeiden (Stimuluskontrolle).

Akute Strategien kommen zum Einsatz, wenn sich der Patient „akut" in einer Risikosituation befindet.

Beispiel

Nachmotivieren

Wenn unsere Patientin nun doch zu Hause ist und sie die Lustlosigkeit überkommt, könnte sie sich bewusst „nachmotivieren", indem sie sich wieder vor Augen ruft, warum sie sich den Spaziergang vorgenommen hatte (Nachmotivieren). Oder sie setzt gezielte Selbstinstruktionen ein, z. B. in Form von „Mutsätzen" (z. B. „Dieser Anforderung bist du gewachsen!"; „Jeder kleine Schritt zählt"; „Diese Aufgabe kannst du schaffen"; Potreck-Rose, 2009, S. 42).

Konkretes Vorgehen: Strategien entwickeln

Für die Entwicklung von individuellen Strategien zum Überwinden von Handlungsbarrieren bieten sich zwei Vorgehensweisen an. In unserem ersten Vorschlag wird psychoedukativ zunächst die Unterscheidung von präventiven und akuten Strategien erklärt und im Anschluss mit dem Patienten am Flipchart gesammelt, was bei ihm jeweilige Strategien sein könnten. Aber auch das umgekehrte Vorgehen kann gewählt werden.

Eine gute Mischung aus präventiven und akuten Strategien ist das Ziel dieser Therapiephase.

Im folgenden Fallbeispiel wird zunächst der Patient gefragt, welche Strategien ihm einfallen.

Beispiel

Th.: Sie wollen mit Ihrem Kind am Sonntagnachmittag in den Zoo gehen und wir haben gesammelt, was dazwischenkommen könnte. Haben Sie Ideen, wie Sie mit den Hindernissen umgehen könnten, um an Ihrem Plan festzuhalten? *(Im Vorhinein wurden als wichtigste Barrieren identifiziert, dass es regnet oder der Patient sich zu schlapp fühlt, um mehrere Stunden in den Zoo zu gehen.)*

Pat.: Meistens bin ich nach dem Mittagessen müde und am lustlosesten. Wenn ich so drüber nachdenke: Vielleicht sollten wir gleich nach dem Frühstück losgehen. Das würde bestimmt für meine Frau auch gut passen. Dann kann sie in Ruhe das Mittagessen vorbereiten.

Th.: Das klingt nach einer sehr guten Idee. Dann passen wir den Plan noch etwas an und sagen, dass Sie sich nicht nach dem Mittagessen, sondern schon gleich nach dem Frühstück auf den Weg machen. Wie sieht es mit Ihrer anderen wichtigen Barriere aus? Was machen Sie, wenn es regnet?

Pat.: Hm. Ich würde sagen, dass wir dann einfach zu Hause bleiben. Vielleicht können wir stattdessen ein Spiel spielen.

Th.: Ich finde es super, dass Sie gleich schon einen Alternativplan überlegen, falls es mit dem Zoo nicht klappt. Das behalten wir auf jeden Fall im Hinterkopf. Ich würde aber gerne noch kurz überlegen, ob der Zoo nicht auch bei Regen eine Möglichkeit ist. Haben Sie und Ihr Sohn gute Regensachen?

Pat.: Mein Sohn schon, aber ich ehrlich gesagt nicht. Bei leichtem Regen zwischendurch könnte das schon gehen, aber wenn es strömend regnet, kann ich mir das nicht vorstellen. Vielleicht sollte ich mir irgendwann mal bessere Regensachen kaufen, aber das klappt bis Sonntag bestimmt nicht mehr.

Der Patient in diesem Fallbeispiel hat von sich aus mehrere präventive Strategien erarbeitet. Diese scheinen sehr passend, könnten aber zusätzlich noch um akute Strategien ergänzt werden. Was ist, wenn der Patient auch nach dem Frühstück schlapp ist? Was kann er in einem solchen Moment tun, um seinen Sohn trotzdem anzuziehen und mit ihm in den Zoo zu gehen? Er könnte sich beispielsweise nachmotivieren, indem er sich wieder vor Augen führt, wie sehr sein Sohn sich über die Tiere freut und dass auch er sich als Vater mitfreuen wird. Außerdem wird es ihm helfen, wenn er den Plan nicht infrage stellt („Was ich mir vorgenommen habe, werde ich auch machen!"). Das Ziel ist auch keineswegs, dass es ihm gut geht, bevor es losgeht!

Handlungsplanung und präventive Strategien

Bei der praktischen Arbeit mit Patienten wird deutlich, dass präventive Strategien eine große Nähe zur Handlungsplanung aufweisen: Ein guter Handlungsplan berücksichtigt bereits, in welcher Situation (z. B. Zeit und Ort) nur wenige oder gar keine Barrieren auftreten und die Handlungsausführung möglichst gut zu meistern ist. Der Plan umgeht potenzielle Barrieren, schon bevor sie auftreten können. Das präventive Barrieren-Management geht jedoch einen Schritt darüber hinaus, indem speziell auf die zuvor erarbeiteten Barrieren eingegangen wird. Das Hauptziel der therapeutischen Arbeit besteht darin, den Patienten zu sensibilisieren, welche Barrieren auftreten können und welche er langfristig kontrollieren kann. Er hat in der Hand, was er (akut) in Risikosituationen tut, und er kann (präventiv) entscheiden, auf welche Situation er sich einlässt und auf welche nicht. Letzteres trifft selbstverständlich nicht auf unbeeinflussbare Barrieren wie schlechtes Wetter zu, zeigt aber dem Patienten, dass er selbstverantwortlich über viele Situationen entscheiden kann.

Wie erwähnt, ist es ein therapeutischer Abwägungsprozess, inwieweit und wie vertiefend das Barrieren-Management im Einzelfall erfolgen soll. Das Ziel ist, die volitionalen Kompetenzen zu stärken und in der gegebenen Situation Abbruchtendenzen vorzubeugen. Das Ziel ist aber umgekehrt *keinesfalls*, den möglicherweise gegebenen Rückversicherungstendenzen der Patienten nachzukommen. Hier kann der Therapeut ein gutes Modell für ein „gesundes Abbruchkriterium“ beim systematischen Problemlösen sein (z. B. „Die wichtigsten und wahrscheinlichsten Barrieren können wir vorwegnehmen, aber dass irgendetwas Unerwartetes passiert, ist nie auszuschließen und dann wird eben improvisiert!“).

4.6.3 Umsetzungsversuche

Normalisierung von Umsetzungsschwierigkeiten

Auch der Umgang mit Barrieren sollte nicht nur mit schönen Worten enden. Umsetzungsversuche kommen spätestens jetzt zum Einsatz. Über mehrere Sitzungen hinweg, stehen die Vor- und Nachbereitungen der Umsetzungsversuche im Mittelpunkt der Therapie (vgl. Kapitel 4.1.1). Die Aufgabe des Therapeuten bei den Umsetzungsversuchen besteht in der Normalisierung von Umsetzungsschwierigkeiten und der Ermunterung, aus Misserfolgen zu lernen. Dabei kann der Hinweis auf die Umsetzungsschwierigkeiten anderer Personen für den Patienten eine Erleichterung bedeuten. Besondere Vorteile ergeben sich hier in der Gruppentherapie, wo Patienten voneinander lernen und sich gegenseitig unterstützen können.

„Berg-Metapher“

Als Ermunterung zum Durchhalten kann auch das Bild einer Bergwanderung genutzt werden:

Berg-Metapher

Bei der Wanderung erfolgt das Erreichen des höchsten Berggipfels in der Regel nicht in einem Rutsch nach oben. Vorher sind verschiedene kleinere Berge zu überwinden. Auf einem Zwischengipfel angekommen, geht es möglicherweise nochmal bergab. Das gehört zur Wanderung dazu. Es mag sich so anfühlen, als wäre der Weg nach unten ein Rückschritt, aber mit Blick auf das ganze Panorama wird klar, dass jeder Schritt den Wanderer seinem Ziel näherbringt. Oben angekommen kann er auf die Bergkette zurückblicken und ist stolz auf jeden Höhenmeter.

Anfängliche Erfolgserlebnisse sorgen für „Momentum"

Durch die umfassende Vorbereitung der Aktivität ist es wahrscheinlich, dass der Patient erste Erfolgserlebnisse macht und einen Zwischengipfel erreicht. Endlich hat er es geschafft, sich etwas vorzunehmen und es dann auch tatsächlich umzusetzen! Jede noch so kleine Verhaltensänderung, z. B. jeden Morgen ein Vollkornbrot zu essen, donnerstags die Mülltonne vor die Tür zu stellen oder dem Kind eine Geschichte vorzulesen, kann als „proof of principle" dienen, dass die Person erfolgreich ein geplantes Verhalten umsetzen kann. Es ist ihr gelungen, nach Plan zu handeln, auch wenn ihr vielleicht nicht danach ist. Nicht selten lassen sich Dinge sogar leichter umsetzen als gedacht, was durch die lange Zeit der Vermeidung und das damit verschobene, zu negative Bezugssystem zu erklären ist. Bei einem einzelnen Erfolg soll es jedoch nicht bleiben. Ziel ist die langfristige Aufrechterhaltung des Aktivitätsniveaus.

4.7 Aufrechterhaltung der Aktivität

4.7.1 Umgang mit Misserfolg: Normalisierung und Blick nach vorne

Depressiver Attributionsstil

Die meisten Patienten werden im Laufe der Zeit auch Misserfolge erleben. Trotz aller Bemühungen klappt es nicht immer, den Plan umzusetzen. Depressive Patienten neigen dazu, solche Misserfolge selbstkritisch zu verarbeiten. Der sogenannte depressive Attributionsstil (Stiensmeier-Pelster & Heckhausen, 2010) führt dazu, dass Misserfolge internal (z. B. „Ich bin einfach unfähig"), stabil (z. B. „Das wird auch immer so bleiben") und global (z. B. „Ich kann gar nichts") attribuiert werden. Die Folge: Patienten resignieren und unternehmen keine weiteren Umsetzungsversuche. Die Aufgabe des Therapeuten besteht darin, Misserfolge zu normalisieren und aufzuzeigen, dass jeder Mensch hin und wieder an der Umsetzung seiner Pläne scheitert. Denn Abweichungen vom Plan gehören zum Veränderungsprozess dazu. In der Suchtforschung wird dabei zwischen einmaligem Ausrutscher *(lapse)* und dauerhaftem Rückfall *(relapse)* unterschieden (Marlatt & Gordon, 1985, S. 44). Um nicht dauerhaft in die Inaktivität zurückzufallen, ist ein bewusster Umgang mit Ausrutschern notwendig. In diesem Zusammenhang spricht Marlatt vom „Abstinenzverletzungseffekt": Dieser Effekt kann auftreten (z. B. Verletzung des Abstinenzgebots bei einem alkoholabhängigen Patienten), wenn der Patient einen einmaligen Ausrutscher auf internale, stabile, unkontrollierbare Einflüsse attribuiert (z. B. „Ich bin einfach zu undiszipliniert, um das jemals zu schaffen"). Auf Grundlage der negativen Selbstbewertung verliert der Patient die Zuversicht, das geplante Verhalten dauerhaft umsetzen zu können. Er gibt auf und es kommt zum dauerhaften Rückfall in die alten Ver-

Abweichungen vom Plan gehören dazu

haltensmuster (z. B. Alkoholkonsum). Der Abstinenzverletzungseffekt wurde ursprünglich bei Suchterkrankungen beobachtet, kann aber im Sinne eines generellen „Absichtsverletzungseffekts" auch auf Rückfälle in andere unerwünschte Verhaltensmuster – wie die Inaktivität bei depressiven Patienten – angewendet werden (Schwarzer & Luszczynska, 2008).

Positive Ansätze nicht übersehen

Zusätzlich sollte der Therapeut all jene Aspekte des Verhaltens verstärken, bei denen Patienten Vereinbarungen aus der Therapiesitzung umgesetzt haben. Oft übersehen Patienten, dass ihnen Teile der Aufgabe schon sehr gut gelungen sind. Die Patientin hat die Hälfte der Spazierstrecke geschafft? Das kann ein toller Anfang sein. Der gute Bekannte hatte keine Zeit zum Kaffee trinken, aber der Patient hat ihn angerufen? Auch das kann heißen, dass das Ziel (den Bekannten anzurufen) erreicht wurde, denn ob der Bekannte erreichbar ist oder Zeit hat, kann man nicht beeinflussen. In jedem Fall sollten das eigene Bemühen und die eigene Aktivität verstärkt werden, und nicht, dass äußere Ereignisse eingetreten sind, so erfreulich sie auch sein mögen.

Konkretes Vorgehen: Umgang mit Misserfolg (vgl. Hoyer & Vogel, 2018)

Ausrutscher normalisieren. Durch das frühzeitige Thematisieren und Normalisieren von Ausrutschern erhält der Patient ein Bewusstsein dafür, dass Fehltritte und Misserfolge zur Veränderung dazugehören. Ein Ausrutscher ist ein Grund zur Achtsamkeit, nicht aber zur Resignation. Entscheidend sind die Interpretation der Situation und die anschließende Wiederaufnahme der Aktivität. Der Patient soll lernen, sich im Falle eines Fehltritts zunächst bewusst zu machen, in welcher Situation es dazu gekommen ist (vgl. Kapitel 4.6.1). Durch den Fokus auf die Umstände des Fehltritts wird die Aufmerksamkeit des Patienten auf externe Einflüsse gelenkt. Diese sind häufig kontrollierbar, sodass der Patient adäquate Strategien entwickeln kann, wie er mit einer solchen Situation in Zukunft umgehen wird (vgl. Kapitel 4.6.2).

Ermutigen und dranbleiben. Wurde keine der geplanten Aktivitäten durchgeführt, sollte der Therapeut weiter zum Ausprobieren und ggf. Umformulieren der Teilziele ermutigen. Die innere Haltung des Therapeuten ist dabei zugewandt und sachlich. Zu viel positive Verstärkung sollte in diesem Kontext vermieden werden, denn dies würde bedeuten, depressives Verhalten zu verstärken. Positive Verstärkung sollte für erkennbares Bemühen und aktives, erprobendes, ggf. auch mutiges Verhalten reserviert bleiben.

Flexibilität bewahren. Kommt es zu wiederholten Fehltritten, kann es auch notwendig werden, einen gefassten Plan zu verwerfen und einen neuen Handlungsplan zu erstellen. Es ist günstig, diese Flexibilität dem Patienten gegenüber zu betonen und darauf hinzuweisen, dass ein Plan – sofern notwendig – jederzeit verändert werden kann, aber möglichst nicht gestrichen werden sollte. Oft hilft es, die Ziele in noch kleinere Einheiten einzuteilen. Wichtig ist, dass der Patient überhaupt beginnt, seine Aktivitäten zu steigern.

4.7.2 Umgang mit Erfolg: Selbstverstärkung

Wertegebunden zu handeln, ist verstärkend

Die wichtigste Verstärkerquelle bei der Verhaltensaktivierung ist das Verhalten selbst. Dem derzeit erkrankten Nachbarn zu helfen, indem man seinen Hund ausführt, kann aus Pflichtgefühl erfolgen, es wäre dann wenig verstärkungswirksam. Wenn jemandem aber der Wert „Gemeinschaft“ und „mitmenschliche Hilfe“ wichtig ist, außerdem „mit Tieren in der Natur zusammen sein“, dann ist eine zusätzliche externe Verstärkung (Lob durch den Nachbarn) eigentlich nicht nötig. Die Aktivität selbst wirkt belohnend, und was belohnend wirkt, wirkt auch motivierend. Zusätzlich sollte der Patient lernen, sich für (Teil-)Erfolge zu verstärken. Die therapeutische Verstärkung wird zunehmend reduziert und soll in Selbstverstärkung übergehen. Selbstverstärkung ist eine wichtige Selbstmanagementstrategie, die mit der Aufmerksamkeit auf dem Geleisteten beginnt und sich verbal in Form von positiven Selbstverbalisationen fortsetzen oder manifest durch Belohnungen stattfinden kann (aber nicht muss). Abbildung 16 gibt ein Beispiel für ein Arbeitsblatt zum Umgang mit Erfolg und Misserfolg.

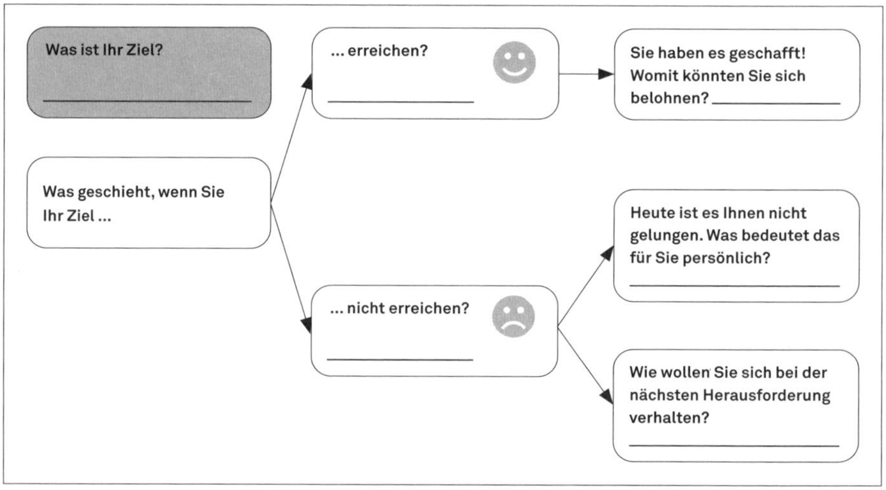

Abbildung 16: Beispiel für ein Arbeitsblatt zur Selbstbelohnung

Konkretes Vorgehen: Das Rational der Selbstverstärkung vermitteln

Vor der Erarbeitung möglicher Formen der Selbstverstärkung sollte dem Patienten das Rational der Verstärkung klar sein. Denn vielen Patienten fällt es schwer, sich für Erfolge zu loben. „Ich kann mir doch nicht für etwas so Selbstverständliches auf die Schulter klopfen“, könnte ein Patient argumentieren, der zum ersten Mal seit langem wieder für die Familie einkaufen war. Der Therapeut macht deutlich, dass er sich nicht für die Aktivität an sich verstärken soll, sondern für die Anstrengung, die er dafür aufgebracht hat. In Zeiten der Depression ist es ganz und gar nicht selbstverständlich, sich aufzuraffen und den Schritt vor die Tür zu schaffen. Es ist toll, dass der Patient es geschafft hat und den Weg aus der Depression heraus weitergeht. Darauf darf er stolz sein.

Außerdem darf der Patient sich belohnen. Unter dem Stichwort „Verstärkermanagement" („contingency management") werden Pläne verstanden, die die Durchführung eines Verhaltens mit einer vordefinierten Belohnung verknüpfen. Belohnungen können ganz kleine Highlights sein wie ein Glas Cola oder eine Kugel Eis. Oder sie umfassen Aktivitäten, die wohltuend, aber nicht mit Anstrengung verbunden sind, z. B. ein Schaumbad oder die Umarmung der Partnerin. Letzteres Beispiel macht deutlich, dass auch das soziale Umfeld gezielt in das Verstärkermanagement eingebunden werden kann. Mündige Patienten empfinden Verstärkermanagement oft als zu „einfach" oder „kindisch". Dennoch sollte Belohnung zum Repertoire von Therapie und Selbstmanagement gehören. Insbesondere bei Aktivitäten, die nicht intrinsisch motiviert sind (Steuererklärung machen), können anschließende Belohnungen durchaus wichtige Verstärkungsfunktionen übernehmen. Hier geht es darum, kurzfristige Verstärker zu schaffen, da die langfristige Verstärkung (Steuerrückzahlung) lange auf sich warten lassen wird. Während der Aktivität selbst können positive Vorstellungen über das Erreichen des Zielzustands dabei helfen, durchzuhalten.

Belohnende Vorstellungsbilder fördern das Durchhalten

4.7.3 Flexibilisierung der Zielaktivität

Für die langfristige Aufrechterhaltung eines aktiven Lebensstils muss der Patient die Fähigkeit (wieder-)erlangen, flexibel zwischen Zielaktivitäten zu wechseln. Zu Beginn des Aktivitätenaufbaus ist es zwar gut, sich auf einzelne konkrete Aktivitäten zu konzentrieren; mit zunehmendem Aktivitätsniveau wandelt sich das Ziel jedoch hin zur Flexibilisierung der Aktivitäten. Denn immer nur ins Kino zu gehen, wird ermüden und das Kino wird an Verstärkungswirkung verlieren. Zu einer gesunden Alltagsgestaltung gehört ein vielfältiges Aktivitätenrepertoire. Der Patient muss die Meta-Kompetenz entwickeln, zwischen verschiedenen Zielen zu wechseln und zu spüren, welches seiner Bedürfnisse aktuell gestillt werden möchte. Hierzu gehört auch, veraltete Aktivitätsziele wieder aufzugeben und sich Neuem zuzuwenden („disengagement"; Schwarzer, 2001).

Ein näherer Blick auf die Aktivitäten zeigt uns, dass sich nicht alle Aktivitäten gleichermaßen für Regelmäßigkeit eignen. Die Steuererklärung ist z. B. etwas, dass man in der Regel nur einmal pro Jahr macht. Die Vorbereitung der eigenen Hochzeit ist – hoffentlich – etwas Einmaliges. Andere Aktivitäten können regelmäßig in den Tages- oder Wochenablauf eingebaut werden. Der Spaziergang im Park lässt sich wunderbar jeden Tag nach dem Mittagessen einbauen. Und der Skatabend mit Freunden ist eine schöne wöchentliche Routine. Das Leben ist komplex und so muss auch ein gesundes Aktivitätsrepertoire sein.

Aktivitätsziele fortlaufend aktualisieren

Die Patienten sollten dabei unterstützt werden, sich flexibel neue Aktivitätsziele zu setzen und alte Aktivitätsziele zu erneuern. Orientieren können sie sich dabei z.B. an ihren persönlichen Werten, die ihnen die Richtung für ihr Handeln vorgeben (vgl. Kapitel 4.4.3). Ferner ist die Orientierung an Gelegenheiten wichtig, wie sie sich im Alltag oder Jahresverlauf nur zu bestimmten Zeiten anbieten (z.B. Sommer- vs. Winteraktivitäten; Ferienzeit vs. Arbeitswoche; Arbeitstag vs. Wochenende; Einladungen vs. allein sein). Eine Routine, deren Verstetigung wir empfehlen, ist deshalb die Planung positiver bzw. wertegebundener Aktivitäten selbst. Gerade dann, wenn sich Patienten nicht mehr in der akuten Phase befinden, bietet es sich an, auch mit Abwechslung, neuen Verhaltensweisen und Zielen zu experimentieren. Wenn sich Patienten ausschließlich „in gewohnten Bahnen bewegen" kann die Belohnungssensitivität im Sinne einer „hedonistischen Tretmühle" wieder abnehmen. Kontinuierlich neue Interessen und Aktivitäten zu entdecken und zu erproben, kann deshalb auch eine Komponente der Rückfallprophylaxe sein.

4.8 Kombination mit anderen Methoden und Techniken

Die Intervention „Verhaltensaktivierung" basiert auf einem theoretisch und grundlagenwissenschaftlich gut begründeten Ansatz. Die Psychotherapieforschung zeigt, wie dargestellt, dass Verhaltensaktivierung gleichgute Effekte erzielt, wie komplexere und zudem deutlich länger dauernde Psychotherapien (z.B. kognitive Verhaltenstherapie, psychodynamische Verfahren, vgl. Kapitel 6). Dabei ließ sich in zahlreichen Studien beobachten, dass durch Verhaltensaktivierung nicht nur die Aktivitätsrate stieg und die Depressivität sank, sondern auch, dass sich zugleich depressogene kognitive Prozesse reduzierten (Jacobson et al., 1996). Zusammenfassend lässt sich sagen, dass Verhaltensaktivierung nicht zwangsläufig mit anderen Methoden kombiniert werden *muss*, um umfassende positive Effekte bei unipolaren Depressionen zu erzielen. Die mit Verhaltensaktivierung erreichten Remissionsraten sind gut. Immer dann, wenn sich aus der Fallkonzeption ableiten lässt, dass die mit der behandelten Störung verbundenen Verhaltensdefizite und -exzesse durch eine Veränderung in der Verhaltensaktivierung ausreichend positiv beeinflusst werden können, ist der Einsatz anderer Interventionen zunächst nicht nötig.

Dennoch gibt es gute Gründe, Verhaltensaktivierung mit anderen Methoden und Techniken zu kombinieren.

- Dies gilt zum einen innerhalb von multimethodalen Ansätzen, wenn nämlich Therapeuten bei der Depression zunächst Strategien einsetzen, die mit psychotherapeutischen Interventionen auf die Steigerung von Antrieb und Stimmung abzielen, quasi als Voraussetzung für andere Interventionen, die Anforderungen an Konzentration, Motivation und Leistungsfähigkeit stellen.
- Dies gilt nicht nur für depressive, sondern auch für viele andere psychische Störungen, denn Motivationsaufbau und die Überwindung von Verhaltensdefiziten sind bei vielen Störungen ein zentrales Thema. So können störungsspezifische Behandlungsprogramme eine verhaltensaktivierende Komponente enthalten, z. B., um gezielt den Antrieb zu steigern, oder wie bei der Interpersonal and Social Rhythm Therapy (E. Frank, 2005) die indirekte Regulation des zirkadianen Systems durch regelmäßige Tagesabläufe zu fördern, eine Maßnahme, der bei der Behandlung bipolarer Störungen eine große Bedeutung zukommt.
- Angesicht der Häufigkeit komorbider Störungen kommt der Verhaltensaktivierung auch eine große Rolle bei der Behandlung von Angststörungen zu. Etwa 50 % der Angststörungen münden in eine Depression. Die damit verbundenen Antriebsprobleme machen die Durchführung der eigentlichen Angsttherapie (z. B. mittels Expositionsübungen) unmöglich, wenn sie nicht zuvor mittels Verhaltensaktivierung gemindert wurden.

5 Einsatzbereiche

5.1 Einzel- versus Gruppentherapie

Verhaltensaktivierung wird in Einzel- und Gruppentherapien eingesetzt. Der Vorteil der Einzeltherapie besteht darin, dass für die Ableitung des Krankheitsmodells und des Therapierationals sowie für die Planung und Besprechung der Hausaufgaben deutlich mehr Zeit gegeben ist; Verständnis-, Motivations-, und Umsetzungsprobleme können besser erkannt und aufgegriffen werden als in der Gruppentherapie. Umgekehrt weist auch die Gruppentherapie (neben typischen spezifischen Wirkfaktoren der Gruppentherapie; Tschuschke, 2003) Vorteile auf, da hier Patienten mit guter Auffassungsgabe und Umstellungsfähigkeit als positive Modelle für andere fungieren können. Es kommt in den von uns angeleiteten Gruppentherapien regelmäßig zu positiven Ansteckungseffekten und die soziale Verbindlichkeit in der Gruppe stärkt die Motivation. Das Gruppensetting beugt zudem der Selbststigmatisierung vor, da evident ist, dass Depression und Antriebsschwierigkeiten unabhängig von der Bildung, sozialem Status oder dem Alter jeden betreffen kann. Metaanalysen lassen gegenüber der Einzeltherapie keine klinisch bedeutsamen Nachteile der Verhaltensaktivierung in Gruppen erwarten (Cuijpers, van Straten & Warmerdam, 2007).

Verhaltensaktivierung funktioniert in verschiedenen Settings

Eine Kombination von Einzel- und Gruppentherapie erscheint ebenfalls sinnvoll. In der Institutsambulanz für Psychotherapie der Technischen Universität Dresden beginnen Depressionstherapien, sofern Patienten dazu bereit sind, mit einer achtwöchigen Verhaltensaktivierungsgruppe, die von zwei Therapeutinnen geleitet wird. Patienten, die die Therapie fortsetzen wollen, können meist von einer der beiden Gruppentherapeutinnen übernommen werden; auch die Übergabe an andere Einzeltherapeuten funktioniert nach unseren Beobachtungen reibungslos. Es gilt aber der Hinweis, dass die Kombination von Gruppen- und Einzeltherapie immer sequenziell ist. Eine zeitlich überlappende Anwendung von Gruppen- und Einzeltherapie erscheint lediglich im stationären Setting naheliegend.

5.2 Ambulantes versus stationäres Setting

Die meisten Erfahrungen und Daten im Hinblick auf die Verhaltensaktivierung liegen im ambulanten einzel- oder gruppentherapeutischen Setting vor.

Die Tatsache, dass in der psychiatrischen Akutbehandlung oft nur begrenzte Ziele erreichbar erscheinen und wenig Zeit zur Verfügung steht, spricht aber für die Anwendung der Verhaltensaktivierung auch in diesem Kontext. Durch das Einbinden des interdisziplinären Teams und der Pflegekräfte ist eine Unterstützung beim Aufbau von Aktivitäten möglich, ferner etablieren die Angebote auf Station wieder eine Tagesstruktur und begünstigen damit auch die Verhaltensaktivierung. Zusätzlich sollte darauf geachtet werden, dass Patienten frühzeitig selbstinitiierte Aktivitäten verfolgen sowie die Übertragung auf die Alltagssituation der Patienten gefördert wird. Hinweise auf die empirische Bewährung der Verhaltensaktivierung in der stationären Akutbehandlung bei Depressiven liefern Folke und Kollegen (2015).

5.3 Internet- und mobilebasierte Interventionen

Elektronische Formate erfolgreich

Verhaltensaktivierung kann auch in elektronischen Formaten erfolgreich umgesetzt werden. Aufgrund des eingängigen Therapierationals und der einfachen Techniken sind verhaltensaktivierende Interventionen sehr gut geeignet für die internet- und mobilebasierte Umsetzung. Internetbasierte Interventionen können aufgrund ihrer Kosteneffizienz und Unabhängigkeit von zeitlichen, räumlichen und personellen Ressourcen flexibel in der Versorgung eingesetzt werden und sind bezüglich der Symptomreduktion bei depressiven Erkrankungen wirksam (Andersson, Cuijpers, Carlbring, Riper & Hedman, 2014; Richards & Richardson, 2012). Dies gilt auch für die internetbasierte Verhaltensaktivierung (Huguet et al., 2018). Per Carlbring und sein Team konnten zeigen, dass die Kombination von Verhaltensaktivierung mit Techniken der Akzeptanz- und Commitment-Therapie (insbesondere Achtsamkeitselementen) zu einer Verbesserung der depressiven Symptomatik führt (Carlbring et al., 2013). Dieselbe Arbeitsgruppe verglich eine internetbasierte Intervention zur Alltagsaktivierung (Freunde treffen, spazieren gehen) mit einer internetbasierten Intervention zu sportlicher Aktivierung und einer Wartekontrollbedingung (Nyström et al., 2017). Sie konnten die Effektivität der internetbasierten Alltagsaktivierung sowie der internetbasierten sportlichen Aktivierung gegenüber der Kontrollgruppe belegen. Darüber hinaus konnte die Wirksamkeit von internetbasierter Verhaltensaktivierung auch bei besonderen Zielgruppen wie Müttern mit postnataler Depression (Milgrom & Gemmill, 2014; O'Mahen et al., 2014) und Betroffenen mit komplizierter Trauer (Eisma et al., 2015) belegt werden.

Apps sind hilfreich

Verschiedene Elemente der Verhaltensaktivierung finden zudem Einsatz in Smartphone-basierten Stand-Alone-Apps (Burns, 2011; Ly et al., 2014) oder als Smartphone-Apps zur Unterstützung einer Face-to-Face-Therapie (Dahne, Kustanowitz & Lejuez, 2018; Ly et al., 2015). Da die Etablierung von neuen

Verhaltensroutinen langfristig gelingen soll, ist ein Einsatz moderner Smartphone-Technologie naheliegend, bei dem Erinnerungsfunktionen und Verhaltens-Prompts gesetzt werden und die Aktivitätenprotokollierung direkt am Smartphone erfolgen kann. Ein Beispiel für eine App zur Verhaltensaktivierung ist das 2016 auf dem Markt eingeführte Programm Arya. Arya ist ein Moodtracker, der die Stimmung und Aktivitäten des Nutzers protokolliert und erfasst (vgl. Tabelle 10). Emotionen können in einer Maske für jeden Tag festgehalten und mit dem dazugehörigen Verhalten verknüpft werden. Dadurch lässt sich über eine Woche ein Verlaufsprotokoll für die Interaktion von Emotion und Verhalten erstellen, das dem Nutzer seine Verhaltensmuster aufzeigt. Die Wochenübersicht kann sich der Nutzer jede Woche automatisch per Mail schicken lassen oder downloaden. Ein Weiterleiten des Protokolls und der Auswertung an einen behandelnden Therapeuten ist so möglich. Der Nutzer kann bei Arya zwischen einem Stimmungsprotokoll und einem Mini-Stimmungsprotokoll wählen. In der App lassen sich pro Eintrag im Stimmungsprotokoll zusätzlich zum Rating der Stimmung (5-stufige Skala), körperliche Beschwerden (34, individualisiert nach Körperteil und Symptom), aktuelle Gedanken in Form einer Notiz als auch eine Beschreibung der Situation festhalten. Das Mini-Protokoll umfasst hingegen nur eine kurze Abfrage der momentanen Stimmung und Aktivität. Mithilfe einer Erinnerungsfunktion erinnert die App den Nutzer jeden Tag zu einer gewünschten Zeit an das Ausfüllen des Stimmungsprotokolls. Des Weiteren bietet Arya die Möglichkeit, anhand einer Toolbox aus verschiedenen Wohlfühlaktivitäten auszuwählen und diese mit einer festen Erinnerung durch die App im Alltag zu planen. Durch eine Leseliste, die in der App integriert ist, wird dem Nutzer psychoedukative Literatur zum Thema Depression, der Symptomatik und den möglichen Behandlungswegen mit entsprechender Medikation zur Verfügung gestellt. Zudem bietet die App einen SOS-Kontakt für Krisensituationen an und listet die Nummern des Notrufs und der Telefonseelsorge als auch die dazugehörige Internet-Adresse für Beratungen per Mail oder Chat auf. Die App kann kostenlos installiert werden und ist für Android sowie iOS verfügbar.

Arya-App

Apps können den Transfer erleichtern

Hohe Dynamik in den App-Stores

Eine Auflistung einiger weiterer Apps findet sich in Tabelle 10. Die Liste hat keinen Anspruch auf Vollständigkeit, sondern dient der beispielhaften Darstellung von Apps, in denen es prominent (auch) um Verhaltensaktivierung geht. Die Anzahl an kommerziellen und kostenfreien Apps zu Stimmung und Verhalten ist seit einigen Jahren im stetigen Wachstum begriffen. Für Patienten und Therapeuten ist die Qualität der Apps dabei oft nur schwer zu beurteilen. Internetplattformen wie HealthOn (www.healthon.de) oder die Mobile Health-App Datenbank (www.mhad.science) versuchen, hier Abhilfe zu schaffen. Die MHAD-Datenbank verfolgt das Ziel durch eine standardisierte Bewertung von Gesundheits-Apps durch mindestens zwei unabhängige Experten, Patienten und Therapeuten bei informierten und qualitätsgesicherten Gesundheitsentscheidungen zu unterstützen. Weitere Informationen fin-

Tabelle 10: Apps zu Stimmung und Verhalten

App	Verfügbar für
Arya Companion	iOS/Android
Daylio	iOS/Android
MindCare	Android
Fabulous	iOS/Android
Moodpath	iOS/Android
Stimmungskalender	Android
Stimmungstagebuch	iOS/Android
Stimmungstagebuch BETA	Android
Selfapy – Psychologisches Stimmungstagebuch	iOS/Android
Pacifica	iOS/Android (englisch)
Psychosomat Depression Burnout	Android
UP! Stimmungstagebuch	Android
What's up? – A Mental Health App	iOS/Android (englisch)

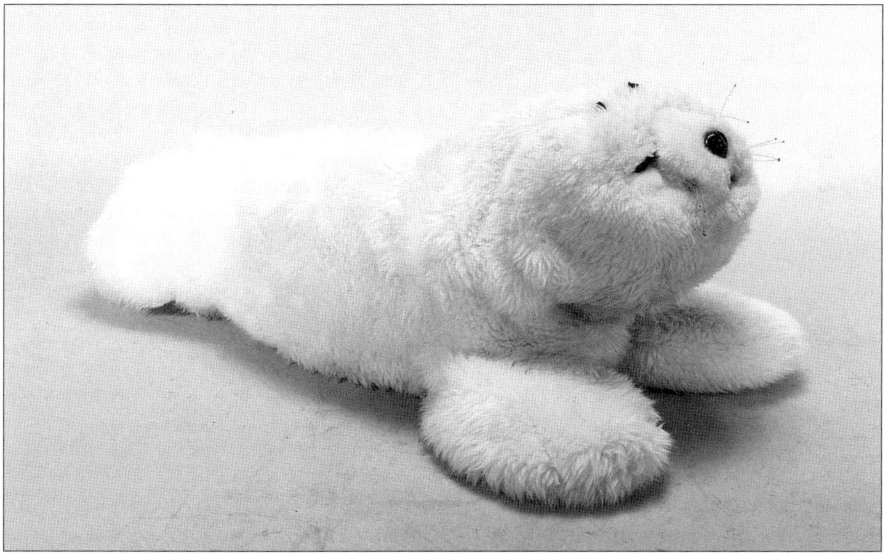

Abbildung 17: Beispiel für einen Therapieroboter im Bereich der Demenzbehandlung. Die Robbe Paro ist mit einer Vielzahl an verschiedenen Sensoren ausgestattet, die potenziell auch die Funktion der Verhaltensaktivierung übernehmen können.

den sich auch in wissenschaftlichen Publikationen, in denen Apps anhand vordefinierter Kriterien bewertet werden. Eine Übersicht über Depressions-Apps beispielsweise geben Terhorst und Kollegen (2018). An der Universität in Enschede (Niederlande) gibt es inzwischen erste Versuche, einen „sozialen Roboter“ zu konstruieren, der mit verschiedenen Lämpchen anzeigt, was in der Wohnung gerade zu tun ist (vgl. auch Abbildung 17).

Auch Roboter mit Prompt-Funktion werden erprobt

6 Evidenzlage und wissenschaftliche Beurteilung

6.1 Wissenschaftliche Studien zur Verhaltensaktivierung

Effektivität der Verhaltensaktivierung gut belegt

Verhaltensaktivierung gilt als empirisch bewährte Behandlungsmethode für Depression (British Psychological Society, 2011). Die Effektivität der Verhaltensaktivierung wurde in zahlreichen randomisiert-kontrollierten Studien und Metaanalysen belegt (Chan, Sun, Tam, Tsoi & Wong, 2017; Cuijpers et al., 2007; D. Ekers et al., 2014; Shinohara et al., 2013). Bei Cuijpers und Kollegen (Cuijpers et al., 2007) wurde über zehn Studien hinweg ein großer Effekt der Verhaltensaktivierung im Vergleich mit der jeweiligen Kontrollbedingung ermittelt ($d = 0{,}87$; *CI*: 0,60; 1,15; $n = 10$). Eine unlängst veröffentlichte Non-Inferiority-Studie bestätigt die vergleichbare Wirksamkeit von Verhaltensaktivierung und kognitiver Verhaltenstherapie (Richards et al., 2016). Die Erfolgsraten sind dabei weitgehend unabhängig von der Frage, ob die Therapie als Einzel- oder Gruppentherapie angewendet wird (Simmonds-Buckley, Kellett & Waller, 2019).

Stärken der Verhaltensaktivierung

Verhaltensaktivierende Maßnahmen sind mit einer Reihe von weiteren Stärken verbunden. Das Rational und damit assoziierte verhaltensorientierte Techniken sind für Psychotherapeuten (Lejuez et al., 2001) wie auch Vertreter anderer Berufsgruppen (z.B. Krankenpfleger: D.M. Ekers, Dawson & Bailey, 2013; Laienberater: Patel et al., 2017) schnell zu erlernen. Auch auf Seiten der Patienten führt das eingängige Therapierational mit Fokus auf alltagsnahen Verhaltensübungen zu hoher Transparenz und Verständlichkeit (Hollon, 2001; Lejuez et al., 2001). Verhaltensaktivierende Therapieformen orientieren sich an individuellen Bedürfnissen und Zielen der Patienten und werden als weniger stigmatisierend erlebt als andere Therapieformen (Hopko, Lejuez, Ruggiero & Eifert, 2003; Lejuez et al., 2001; Rusch, Kanter, Brondino, Weeks & Bowe, 2010). Sie können in verschiedenen Kontexten flexibel eingesetzt werden (Jacob, Keeley, Ritschel & Craighead, 2013; Kanter et al., 2010; Kanter et al., 2015; Lochmann & Hoyer, 2013) und eignen sich insbesondere auch für Patienten mit eingeschränkten verbalen Fähigkeiten, geringer Offenheit für psychologische Behandlungskonzepte (Sturmey, 2009), hoher Depressionsschwere (Dimidjian et al., 2006) sowie Non-Responder bezüglich anderer Therapieformen (Coffman, Martell, Dimidjian, Gallop & Hollon, 2007).

6.2 Wirkmechanismen der Verhaltensaktivierung

Aus dem Modell der Depressionsentstehung und -aufrechterhaltung, das der Verhaltensaktivierung zugrunde liegt (vgl. Kapitel 2.2 und Kapitel 4.3.2), lassen sich Annahmen über die Wirkmechanismen der Therapie ableiten: Das Vermeidungsverhalten, das eigentlich der Bewältigung des depressiven Affekts dienen soll, führt letztlich zu Folgeproblemen, insbesondere zu Verstärkerverlust. Gelingt es Betroffenen, verstärkende Aktivitäten wieder aufzunehmen, so bessert sich in der Folge die depressive Stimmung und die der ursprünglichen affektiven Problematik zugrunde liegenden Belastungen und Probleme können auf geeignetere Weise bewältigt werden. Diese hier stark vereinfacht dargestellte Überlegung impliziert, dass die Aktivierung der erste und entscheidende Schritt ist, und dass auf die Aktivierung eine Reduktion der Depression folgt. Kanter et al. (2010) weisen darauf hin, dass die unterschiedlichen Programme zur Verhaltensaktivierung neben dem Aktivitätenmonitoring und der Aktivitätenplanung weitere Interventionskomponenten enthalten, die ihrerseits als wirksame Depressionsbehandlung bewährt sind (z. B. das Problemlösetraining) und dass empirische Komponentenanalysen fehlen, die den relativen Wert der einzelnen Interventionen belegen. Angesichts der Studien, die zeigen, dass sogar eine einzelne Sitzung zur Verhaltensaktivierung mit Fokus auf Aktivitätenplanung Effekte erzeugt (Gawrysiak, Nicholas & Hopko, 2009), unterstreichen Kanter et al. (2010) die Bedeutung dieser Interventionskomponente („behavioral activation clinicians and researchers would benefit from a primary focus on activity scheduling“, S. 616).

Stimmungsverbesserung folgt auf Aktivierung

Es liegen aber nur wenige empirische Belege für die zeitliche Abfolge vor, bei der die gesteigerte Aktivität als Mediatorvariable zwischen therapeutischer Intervention und der Reduktion der Depressionssymptome fungiert (z. B. Hopko, Clark, Cannity & Bell, 2016).

Oder erfolgen Verhaltensaktivierung und Stimmungsverbesserung zeitgleich?

Andere Studien finden hingegen keine Belege dafür, dass die Aktivierung der Depressionsreduktion vorausgeht (z. B. Folke et al., 2015). Eigene Analysen mit wöchentlichen Messungen der Aktivität und der Depressivität zeigen, dass sich beide Indikatoren weitgehend zeitgleich verändern (Hoyer, Höfler & Wüllhorst, 2020).

Weitere psychologische Effekte

Zahlreiche weitere psychologische Mechanismen sind plausibel und lassen sich auf der Basis empirischer Daten diskutieren:

- *Erwartungseffekte:* Erwartungseffekte erklären einen Großteil der Wirkung antidepressiver Therapien (Kirsch, 1985) und Verhaltensaktivierung vermag diese Erwartungseffekte auszulösen, denn das einfache und gut handhabbare Therapierational vermittelt Hoffnung und der aktive, unterstützende Therapeut bietet einen strukturierten Handlungsplan an.
- *Belohnung/Verstärkung:* Damit die geweckten positiven Erwartungen nicht enttäuscht werden, ist es wichtig, dass die Patienten objektiv mehr positive

Erfahrungen machen. Die Hausaufgaben dienen dazu, Aktivitäten auch tatsächlich umzusetzen und erfolgreiche Handlungen auch tatsächlich als solche wahrzunehmen.

- *Aufmerksamkeitseffekte:* Durch die Hausaufgaben und die Aktivitätenplanung wird der Aufmerksamkeitsfokus von der erhöhten Selbstaufmerksamkeit hin zu wertebezogenen Aktivitäten gelenkt und die Wahrscheinlichkeit für das für Depressive typische negative repetitive Denken sinkt.
- *Soziale Unterstützung* kann wieder aktiviert und wahrgenommen werden.

Die genannten Effekte stärken die „Erwartung der Kontrollierbarkeit" bzw. fördern positive Handlungs-Ergebnis- und Selbstwirksamkeitserwartungen.

Biologische Effekte

Neben psychologischen Effekten können auch biologische Effekte eine Rolle spielen. In der sport- und bewegungswissenschaftlichen Literatur werden verschiedene Hypothesen für die Wirksamkeit von körperlicher Aktivität diskutiert (siehe auch Hautzinger & Wolf, 2012):

- *Monoaminmangel:* Zugrunde liegt hier die Annahme, dass bei depressiven Patienten ein Mangel an im Hirnstoffwechsel verfügbaren Monoaminen, insbesondere Serotonin, vorliegt. Für körperliche Aktivitäten gilt als belegt, dass Bewegung die Biosynthese von Serotonin anregt (van Praag, 2009). Sie wirken damit potenziell ähnlich wie klassische Serotonin-Wiederaufnahme-Hemmer.

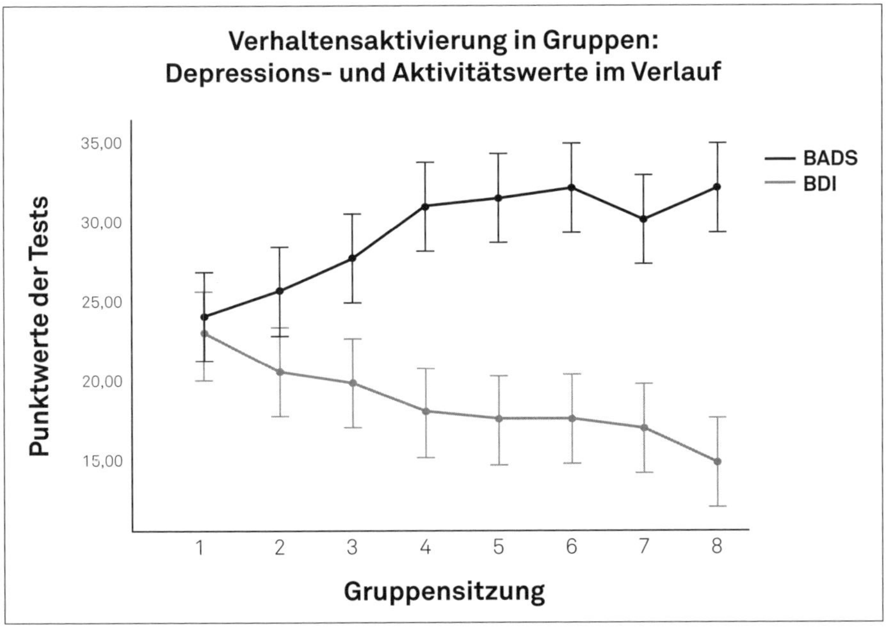

Abbildung 18: Gegenläufige Entwicklung von Depressivität (BDI) und Aktivierung (BADS) bei 160 Patienten einer Gruppentherapie an der Institutsambulanz der TU Dresden (adaptiert nach Hoyer, Höfler & Wüllhorst, 2020)

- *Überaktivität der Hypothalamus-Hypophysen-Nebennierenrinden-Achse:* Ein chronisch erhöhter Spiegel an Glukokortikoiden (insbesondere Kortisol, umgangssprachlich „Stress-Hormon") hat einen negativen Effekt auf die Gesundheit (Chrousos, 2009) und wird auch im Zusammenhang mit depressiven Störungen wiederholt festgestellt (Krishnan & Nestler, 2008). Körperliche Aktivität kann sowohl das Kortisollevel als auch die Kortisolreaktivität nachweislich reduzieren (Klaperski, Dawans, Heinrichs & Fuchs, 2014; Nabkasorn et al., 2006).
- *Neurogenese:* Es gibt Hinweise darauf, dass körperliche Aktivität das Wachstum und die Erneuerung von Nervenzellen stimuliert (Cotman & Berchtold, 2002; Ernst, Olson, Pinel, Lam & Christie, 2006). Dies könnte sich positiv auf neuronale Strukturen und Veränderungsprozesse auswirken. Beispielsweise ist bekannt, dass depressive Erkrankungen mit einem verminderten Hippocampusvolumen und einer Minderfunktionalität des präfrontalen Kortex einhergehen (Drevets, 2001; Harrison, 2002). Umbauprozesse in diesen Bereichen – bzw. schnellere Umbauprozesse – durch körperliche Aktivität könnten sich positiv auf die depressive Symptomatik auswirken.
- *Immunologische Prozesse:* Zusammengefasst besagt diese Hypothese, dass regelmäßige körperliche Aktivität die Produktion von bestimmten Immunzellen (v.a. Interleukin-6) hemmt. Dies ist bedeutsam, da diese Immunzellen im Zusammenhang mit der Ausschüttung von Kortisol, Antriebslosigkeit, Appetitmangel und auch depressiven Erkrankungen diskutiert werden (Hautzinger & Wolf, 2012).

Komplexes Wirkungsgeschehen

Wie sich schon anhand dieser Aufzählungspunkten vermuten lässt, ist das Zusammenspiel zwischen körperlicher Aktivität und Depressionsreduktion sehr komplex. Es ist auch noch in weiten Teilen unklar, welche der Hypothesen tatsächlich auf Dauer tragfähig sind und inwieweit die verschiedenen Prozesse zusammenspielen. Gleichzeitig ist grundsätzlich die Idee, dass biologische Prozesse durch körperliche Aktivierung die Depression präventiv wie therapeutisch beeinflussen, absolut plausibel. Ähnlich wie bei den Antidepressiva sind die genauen Wirkpfade jedoch noch ein weites Forschungsfeld.

Tabelle 11: Überblick über die möglichen Wirkmechanismen

Psychologische Mechanismen	Biologische Mechanismen
Erwartungseffekte	Monoaminausschüttung
Belohnung/Verstärkung	Downregulierung der HHN-Achse
Aufmerksamkeitseffekte	Neurogenese
Soziale Unterstützung	Immunologische Prozesse
Selbstwirksamkeitserwartung	

Für die Effekte der Verhaltensaktivierung im Allgemeinen lässt sich festhalten, dass auch hier die Wirkpfade vermutlich ein komplexes Zusammenspiel aus verschiedenen Faktoren darstellen (vgl. auch Tabelle 11). Die oben beschriebenen psychologischen Faktoren sind grundsätzlich bei jeder Verhaltensänderung möglich. Die primär biologischen Faktoren könnten hingegen in Zusammenhang mit der Art, Intensität oder Häufigkeit des Verhaltens stehen (Dunn, Trivedi, Kampert, Clark & Chambliss, 2005). Beispielsweise mag ein Besuch bei der Kosmetikerin sehr wohl zu Wohlbefinden, Ablenkung und Selbstwirksamkeit führen; jedoch sind die Effekte der körperlichen Aktivierung vermutlich vergleichsweise gering und auf den Gang zum Kosmetikstudio begrenzt.

6.3 Ungeklärte Fragen

Eine abschließende Antwort auf die Frage, welches die wesentlichen Wirkmechanismen der Verhaltensaktivierung sind, lässt sich augenblicklich auf empirischer Basis nicht geben. Wie wir dargelegt haben, ist der Ansatz geeignet, eine *Bandbreite* von verschiedenen psychologischen Variablen und Prozessen zu stärken, die für die Depressionsreduktion verantwortlich sein können. Die Annahme, dass dies bei allen Menschen die gleichen Mechanismen sind, liegt aus unserer Sicht nur bedingt nahe: Dass es ein einzelner, spezifischer Mechanismus ist, lässt sich auf der Basis der gegenwärtigen Evidenz hingegen weitgehend ausschließen.

Dies entlässt den Praktiker jedoch nicht aus der Pflicht, ein einfaches und möglichst überzeugendes Rational für die Behandlung anzubieten, so, wie wir es oben beschrieben haben. Dieses Rational ist zum gegenwärtigen Zeitpunkt aber nur bedingt evidenzbasiert und muss deshalb auf klinischen und Plausibilitätsüberlegungen beruhen.

7 Anwendungsbeispiele

7.1 Behandlung einer Depression mit starkem Überforderungserleben

Fallbeschreibung

Ein 49-jähriger, schlanker, sehr sportlicher Unternehmensberater, verheiratet, drei Kinder, wird beim Erstgespräch mehrfach von unkontrollierbaren Weinattacken unterbrochen. Er habe eine stationäre Psychotherapie hinter sich, die ihm eigentlich sehr gutgetan habe. Aber inzwischen gehe alles „von vorne" los. Durch das Ausbleiben von Aufträgen in letzter Zeit habe er große finanzielle Sorgen, er fürchte, das repräsentative Haus, in dem die Familie wohne, „nicht halten" zu können. Seine Frau stelle die Ehe infrage, weil sie ihn noch nie so schwach erlebt habe und ihn damals (vor seiner Depression) als „einen anderen Mann" kennengelernt habe. Auch bezüglich zweier seiner drei Söhne gäbe es große Sorgen um deren Entwicklung. Ihm sei im Moment „alles zu viel", er fühle sich komplett überfordert und eine erneute Klinikeinweisung sei mit dem Ende seiner beruflichen Perspektiven gleichzusetzen. Diagnostisch lag eine rezidivierende depressive Störung vor, der Wert im Beck Depressionsinventar lag bei 30, was einen mittleren bis schweren Schweregrad anzeigt. Die für den Patienten typische, einseitige Problemlösungsstrategie war, rastlos und bis zur körperlichen Erschöpfung zu arbeiten, um auf diese Weise gegen die finanziellen Probleme und die befürchtete Insolvenz anzukämpfen und gleichzeitig den emotionalen Kontakt mit den familiären Belastungen zu vermeiden.

Erklärungsmodell der Symptomatik

Es wurde ein einfaches Erklärungsmodell für die erneute depressive Episode abgeleitet: Auf die schlechten Nachrichten, die gleichzeitig sowohl auf beruflicher wie auch familiärer Ebene auf den Patienten einströmten, hat er (verständlicherweise) mit Niedergeschlagenheit, Selbstwertzweifeln und starken Zukunftssorgen reagiert. Sein Lösungsansatz, nämlich mit größtmöglichem Einsatz weiterzuarbeiten, hat aber nicht zur Entlastung geführt, sondern war im Gegenteil die Ursache für seine Erschöpfung und seine extremen Überforderungsgefühle, welche die depressiven Symptome und seine Überzeugung, sie nicht aufhalten zu können, lediglich weiter verstärkt haben. Gleichzeitig blieben für den Patienten „eigentlich" wichtige Ziele auf der Strecke. Diese waren in seinem Fall unter anderem, sich mehr um seine Frau zu kümmern, mehr Zeit mit seinen Söhnen zu verbringen und sein sportliches Training wieder aufnehmen zu können.

Therapierational vermitteln

Bereits in der ersten Stunde wurden Grundprinzipien der Verhaltensaktivierung vermittelt, in diesem Fall, dass auch kleine Schritte ausreichen würden, dass die veränderlichen Ursachen der Depression in seinem eigenen Verhalten liegen, und dass eine Fokussierung auf sein Handeln (statt auf seine Gefühle) in seinem derzeitigen depressiven Zustand prioritär sei. Nach der ersten Stunde erklärte sich der Patient bereit, dem Ansatz der Verhaltensaktivierung eine Chance zu geben und auszuprobieren, ob sich damit seine depressive Symptomatik reduzieren lassen würde. Er erhielt ein Stimmungs- und Aktivitätenprotokoll, das einerseits dazu dienen sollte, das initiale Erklärungsmodell zu überprüfen, als auch einen Einstieg in die Aktivitätenplanung zu erleichtern. Zum Abschluss der Sitzung wurde die Bedeutung der Protokolle nochmals besprochen und es wurde konkret erörtert, wann und wie er sie ausfüllen könnte und welche Störungen sich ergeben könnten. Dem Patienten wurden für die nächsten vier Tage (bis zur nächsten Sitzung) Protokollbögen mitgegeben, und es wurde vereinbart, dass er die Protokolle auch und gerade an Reisetagen abends im Hotel ausfüllen solle. Der Patient reagierte sehr entlastet auf diesen Therapiestart, bei dem von Anfang an eine „klare Agenda" definiert wurde, was dem entgegenkam, was er von sich selbst eigentlich erwartete. Seine Hoffnung, ein weiteres stationäres Behandlungsintervall vermeiden zu können, war deutlich gestiegen.

Analyse der Aktivitätenprotokolle

Die Analyse der Aktivitätenprotokolle ergab zahlreiche Hinweise darauf, dass es wider Erwarten doch kleine Lücken für verstärkende Aktivitäten gab. Bereits in den ersten Therapieterminen entwickelte der Patient zahlreiche Ideen, wie er sich intelligent Freiräume für mehr gemeinsame Zeit mit Frau und Kindern schaffen könnte. Ein Beispiel: Wichtige Arbeiten im Garten und am Haus, die er ursprünglich als zusätzliche Belastung empfunden hatte, führte er nun zusammen mit seiner Frau aus und die Arbeiten wurden immer mit familiären „Highlights" verbunden, z. B. einem abschließenden gemeinsamen Essen im Garten. Dass er gar keine Zeit mehr für Sport habe, konnte er ebenfalls revidieren, er kam auf die kreative Idee, auf Dienstreisen Sportsachen mitzunehmen und in den durchaus vorkommenden Leerlaufzeiten zwischen geschäftlichen Terminen regelmäßig die Fitnessräume in Hotels zu nutzen.

Besserung der Symptomatik

Der Schweregrad der Depression konnte auf diese Weise schnell und deutlich reduziert werden, ohne dass sich (zu diesem Zeitpunkt) eine der gegebenen äußeren Belastungen grundlegend geändert hätte. Es waren aber die Bewältigungsfähigkeiten im Hinblick auf die Depression deutlich verbessert und es gab keinen Anlass mehr für die Befürchtung erneut, und vielleicht fortgesetzt, stationär behandelt werden zu müssen. Es waren die Voraussetzungen geschaffen, dass nunmehr weitere Lösungsmöglichkeiten genutzt werden konnten (in diesem Fall systematisches Problemlösetraining, Paargespräche, kognitive Umstrukturierung). Im Rahmen der Rückfallprophylaxe leitete der Patient selbst ab, dass seine verstärkenden (ausgleichenden, familien- und sportbezogenen) Aktivitäten nie unter ein gewisses Maß fallen sollten, wenn er nicht wieder eine depressive Episode erleben wolle.

7.2 Behandlung einer Depression mit starken Rückzugstendenzen

Das folgende Fallbeispiel zeigt die Möglichkeiten der Kombination von einer Gruppentherapie mit Verhaltensaktivierung (Hoyer & Vogel, 2018; Lochmann & Hoyer, 2013) mit einer anschließenden kognitiv-verhaltenstherapeutischen Einzeltherapie auf.

Fallbeschreibung

Der 26-jährige Patient, ledig, keine Kinder, derzeit Student und alleinlebend, stellt sich in der Institutsambulanz vor, nachdem er vom Hausarzt überwiesen wurde. Er berichtet, deutlich bedrückt, dass seine wiederkehrenden depressiven Episoden aktuell ein „normales" Leben verhindern würden. Seit circa 12 Monaten schon fühle er sich kraftlos, hoffnungslos, und empfinde eine für ihn unerklärliche Wut. Sein Antrieb, die Motivation und die Freude an seinem Leben hätten stetig abgenommen. Ausgelöst hätten diese lange Phase der Niedergeschlagenheit Schwierigkeiten in der Universität. Auf Nachfragen berichtet er, dass er in einer wichtigen Prüfung am Drittversuch gescheitert sei und exmatrikuliert worden sei. Seine Reaktion auf Prüfungsprobleme sei immer gewesen, sich zurückzuziehen, nicht darüber zu sprechen. Dann habe sich seine Partnerin nach achtjähriger Beziehung von ihm getrennt, Grund dafür seien seine depressiven Zustände gewesen. Aktuell quäle ihn das Beziehungsende sehr, Gedanken an die Trennung würden ihn täglich beschäftigen. Seine Freunde seien auch sehr beschäftigt und hätten nur wenig Zeit für ihn. Zusätzlich habe er Zukunftsängste entwickelt, da er völlig orientierungslos sei. Er wisse nicht, wo er hinwolle, was ihm wirklich Spaß mache. Sein Wunsch sei, vor allem wieder ein „normales Leben" führen zu können. Bisher sei er noch nicht in psychotherapeutischer Behandlung gewesen, jetzt hätten das starke Überforderungserleben und die quälende Zukunftsangst ihn dazu gebracht, Hilfe aufzusuchen, denn „gar nichts geht mehr". Der Patient berichtet zusätzlich von Schwierigkeiten in sozialen Situationen. Der Patient wirkte mimisch beinahe starr, war kaum schwingungsfähig und sprach sehr zögerlich.

Erklärungsmodell der Symptomatik

Mit dem Patienten konnte erarbeitet werden, dass sein zurückhaltendes Temperament im Zusammenspiel mit der ausgeprägten Tendenz zur Konfliktvermeidung, und die Neigung, auf Konflikte mit Rückzug statt mit Konfrontation zu reagieren, Probleme in vielen Lebensbereichen begünstigt hatten. Der Stress durch die emotional belastenden Lebensereignisse Trennung und Exmatrikulation habe er mit Rückzug und Isolation nicht bewältigt, und der passive Umgang mit Problemen hielt die depressive Symptomatik über lange Zeit aufrecht. Diagnostisch war gemäß standardisiertem diagnostischem Interview eine mittelgradige depressive Episode gegeben, der Wert im Beck Depressionsinventar lag bei 28.

Schon in den probatorischen Sitzungen, die der Gruppe vorausgingen, konnte der Patient deutlich erkennen, dass er viele Aktivitäten, die ihm eigentlich wichtig waren und Freude bereitet hatten, aufgegeben hatte und insbesondere der Rückzug von Freunden und die Beschäftigung mit „deprimierenden" Fragen die Antriebslosigkeit und die gedrückte Stimmung weiter aufrechterhalten hatten. Mit dem Patienten wurde die Teilnahme am gruppentherapeutischen Programm mit dem Schwerpunkt auf Verhaltensaktivierung besprochen (nach Hoyer & Vogel, 2018). Der Gruppenkontext setzte die Konfrontation mit seinen sozialphobischen Befürchtungen voraus, doch der Patient willigte ein und zeigte sich motiviert, etwas an seiner Situation zu verändern.

Der Patient war in der Gruppe anfangs sehr zurückhaltend, mit seltenen und sehr zögerlichen Redebeiträgen. Das Prinzip der Verhaltensaktivierung erlebte er aber für seine Situation als sehr passend, da seine Bewältigungsstrategien (Rückzug von sozialen Kontakten, nicht über Probleme sprechen, Aufgeben von Hobbys und weiteren ihm wichtigen oder strukturgebenden Aktivitäten) ein wichtiger Teil seines Problems waren. Er konnte in der Gruppe in einem geschützten Rahmen das Aufgeben seines sozialen Rückzugs gut erproben und brachte schon ab der zweiten Sitzung deutlich mehr Redebeiträge ein. Der Patient nahm schon nach kurzer Zeit soziale Kontakte wieder auf, die ihm guttaten (Eltern, Großeltern) und entdeckte Hobbys wieder (Gitarre, jeden Tag gespielt, Squash spielen). Der Patient wurde lockerer und sprach auch spontaner und schneller. Zu Beginn gab es noch Schwierigkeiten mit der angemessenen Planung von Aktivitäten; wenn ihm etwas nicht sofort gelang, reagierte er frustriert und wütend auf sich, aber auch durch Rückmeldungen in der Gruppe konnte er zunehmend eine akzeptierende Haltung entwickeln. Er nahm seine Uni-Verpflichtungen in einem neuen Studiengang wieder auf, was ihm auch eine Tagesstruktur zurückgab; gleichzeitig stieg dadurch die Tendenz zum sozialen Vergleich und vorübergehend die Grübelneigung. Er lernte, sich proaktiv mit Problemen auseinanderzusetzten, spielte Konzerte, plante regelmäßig und langfristig Treffen mit Freunden. Parallel zum Anstieg der Aktivitäten nahm auch die Grübelneigung ab.

Gruppe als geschützter Raum

Symptomverlauf

Vor jeder Gruppensitzung wurde die Depressivität mit dem BDI gemessen: Der Wert lag bei der ersten Sitzung bei 28, fiel aber bereits nach nur drei Wochen auf 14 (leichte Depression). Es gab eine parallele Steigerung der Aktivitätenrate (von 19 Punkten in der BADS auf 28 vor der vierten Sitzung). Der weitere Verlauf spricht für eine wirksame Verhaltensaktivierung, da der Abschluss im BDI bei 10 lag, die Depressionswerte also nur noch grenzwertig waren und die Aktivitätenrate im Bereich von 25 stabil blieb.

Bei diesem Patienten wurden die Erfolge aus unserer Sicht durch den Gruppenkontext verstärkt: Er konnte hier lernen, eigene Defizite offen anzusprechen, machte die Erfahrung, Rückmeldung von anderen zu erhalten und fühlte sich verstanden. In der anschließenden Einzeltherapie setzte der Patient sich zum Ziel, vor allem die Erfolge aus der Gruppentherapie zu stabilisieren und insbesondere das Ausmaß an werte- und zielorientierten Aktivitäten stabil zu halten. Weitere Ziele waren, besonders hilfreiche Interventionen zu identifizieren, Perfektionismus und hohe Ansprüche an sich selbst und andere zu verringern sowie Schwierigkeiten in sozialen Interaktionen weiterzubearbeiten. Die Therapie konnte nach 25 Sitzungen (8 in der Gruppentherapie, 17 in der Einzeltherapie) erfolgreich abgeschlossen werden.

7.3 Behandlung einer Depression bei körperlicher Erkrankung

Fallbeschreibung

Wie wertvoll Verhaltensaktivierung bei Patienten mit einer körperlichen Erkrankung sein kann, verdeutlicht das Fallbeispiel einer Patientin, die sich im Alter von 40 Jahren in ambulante Psychotherapie begab. Sie berichtete, seit einigen Monaten häufig niedergeschlagen zu sein und keine Freude mehr in ihrem Leben zu empfinden. Als einen der Hauptgründe hierfür nannte sie ihre abnehmende körperliche Leistungsfähigkeit und die damit verbundenen Verluste ihrer Hobbys und Aktivitäten. Die Patientin litt seit der jungen Kindheit unter einer progressiven Muskeldystrophie, also dem zunehmenden Verlust ihrer Muskelkraft und -masse. Sie war seit dem zwanzigsten Lebensjahr auf einen Rollstuhl angewiesen, sei aber stets vielen Hobbys nachgegangen, z. B. als Fotografin und Malerin. Sie hatte eine Lehre als Steuerfachgehilfin begonnen, diese aber abgebrochen, um sich ihrer Leidenschaft, dem Fotografieren, zu widmen. Lange Zeit habe sie für mehrere Zeitungen als freie Fotografin gearbeitet und sich damit einen guten Lebensunterhalt verdient. In den letzten Jahren vor Therapiebeginn nahmen die körperlichen Einschränkungen jedoch stark zu, sodass sie vielen Aktivitäten nicht mehr nachgehen konnte. Vor allem die Fotografie konnte sie aufgrund ihrer Behinderung nicht mehr wie gewohnt ausüben. Die Kamera sei ihr mittlerweile schlicht zu schwer geworden, Hilfsmittel reichten nicht mehr aus und auch ihre Mobilität habe stark nachgelassen. Die meiste Zeit verbrachte sie daher zu Hause und wartete, bis ihr Partner am Abend nach Hause kommen würde. Sie kam in die Therapie mit dem Ziel, wieder mehr Freude im Leben zu haben und neue Lebensziele zu entwickeln.

Zu Beginn der Therapie war die Patientin stark belastet, weinte viel und hatte den Lebenssinn verloren. Sie war der Meinung, dass sie überhaupt gar nichts mehr könne und zu nichts mehr nützlich sei. Die Diagnose wurde gestellt auf eine mittelgradige depressive Episode (F32.1). Der Depressionswert im Beck Depressionsinventar war 27, knapp unter dem Cut-off für eine schwere depressive Symptomatik.

Therapierational vermitteln

Nach Abschluss der Probatorik wurde eine Kurzzeittherapie nach dem Rational der Verhaltensaktivierung durchgeführt. Zunächst wurde die Patientin psychoedukativ über depressive Erkrankungen und mögliche Behandlungsansätze aufgeklärt. Dabei lag ein Schwerpunkt auf der Vermittlung des Teufelskreises aus Aktivitätenrückzug und depressiver Stimmung. Die Patientin konnte für sich klar bestätigen, dass ihr Verlust an Aktivitäten sich schlecht auf ihre Stimmung ausgewirkt hatte und weiter auswirkt. Gleichzeitig war sie wenig optimistisch, dass sie daran etwas ändern könne, da ihr Körper kaum noch Aktivitäten zulasse. In der Therapie wurde daraufhin ein sehr werteorientierter Ansatz verfolgt, der ressourcenorientiert auf die Aktivitäten blickte, die die Patientin im Rahmen ihrer Möglichkeiten durchaus noch durchführen konnte (vgl. Kapitel 4.4.3). Hierzu gehörte zunächst die Validierung der Trauer um die Aktivitäten und die Tatsache, dass tatsächlich nicht mehr alle Aktivitäten möglich sind. Anders als in der Akzeptanz- und Commitment-Therapie wurde an diesem Punkt jedoch nicht vertieft gearbeitet, sondern die Aufmerksamkeit auf Grundlage dieser Feststellung auf die noch zur Verfügung stehenden Ressourcen gelenkt und darauf, dass es Sinn machen könnte, deren Wert für die Lebensfreude erneut zu überprüfen.

Stimmungs- und Aktivitätenprotokoll

Zwischen der fünften und sechsten Sitzung sollte die Patientin zunächst in einem Stimmungsprotokoll festhalten, welche Aktivitäten sie zurzeit noch durchführte und wo es im Tagesverlauf Schwankungen der Stimmung gab. In den Protokollen erkannte die Patientin für sich, dass sich ihre Stimmung auch manchmal positiv veränderte, wenn sie abends mit ihrem Mann zu Abend aß oder wenn Sie sich in den Garten setzte und die ersten Vogelstimmen hörte. Oder vor allem letzten Samstag, als eine alte Schulfreundin sie anrief und um einen Rat fragte. Diese Feststellung war für die Therapie besonders wichtig, denn die Patientin merkte, dass sie noch am Leben war und

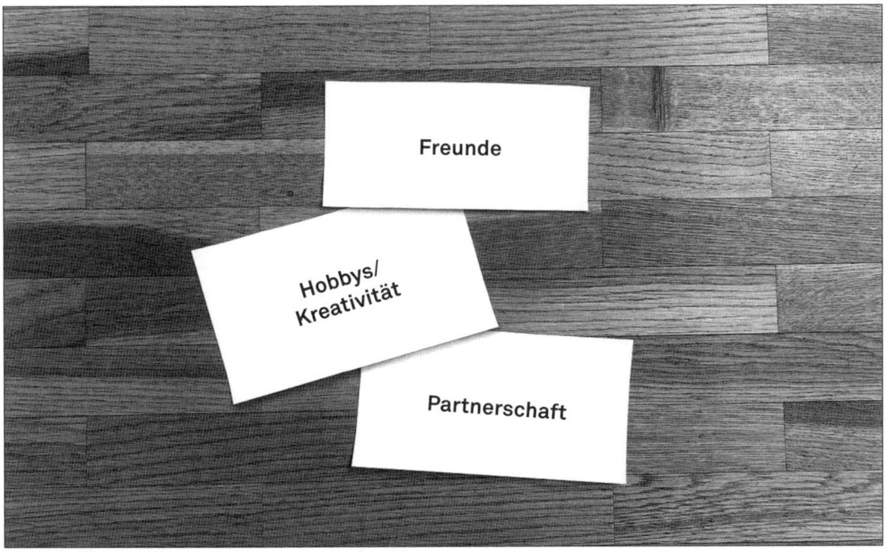

Abbildung 19: Lebensbereiche auf Metaplankarten

sie weiterhin positive Gefühle haben konnte. Die Patientin gewann an Zuversicht und Selbstwirksamkeit und war von nun an noch mehr bereit, sich auf die Idee der Therapie einzulassen. Um sich ihrer Werte und potenziell verstärkender Aktivitäten noch weiter bewusst zu werden, wurde mit der Patientin eine Übung durchgeführt. Sie erhielt zwölf bunte Karten, auf denen verschiedene Lebensbereiche genannt waren (vgl. Vorlage für „Übung Werte sortieren" im Anhang, S. 133), und bekam die Aufgabe, die Lebensbereiche auszuwählen, die in ihrem Leben die größte Bedeutung haben oder hatten. Ihre Wahl fiel auf Partnerschaft, Freunde und Hobbys/Kreativität.

Bei der Vorstellung der Lebensbereiche wurde die Patientin zunächst traurig und an ihre Verluste erinnert, aber der therapeutische Fokus auf die Werte konnte ihr helfen, den Blick nach vorne zu richten – auf den „Weg zurück ins Leben", wie sie es nannte. Die Patientin machte dadurch die Erfahrung, sich mit ihren Werten und Ressourcen bewusst auseinanderzusetzen. Sie konnte merken, dass sie Stärken und Kräfte in sich hat, die ganz unabhängig von ihrer Behinderung sind. Die Therapie machte fortan schnelle Fortschritte. Die Patientin profitierte von kleinen Inputs des Therapeuten, der die Patientin bei der Umsetzung der ersten Aktivitäten noch mit Tipps unterstütze (v.a. gemeinsame Planung der ersten Aktivitäten und Antizipation von Barrieren). Sie übernahm jedoch schnell die Eigeninitiative und gestaltete kleine „Projekte". Das Malen entdeckte sie wieder für sich und sie begann, ihre künstlerischen Tätigkeiten auf den Computer zu verlagern, wo sie sich in neue Programme einarbeitete und begann, Collagen aus früheren Werken zu erstellen.

8 Ausblick

Die Verhaltensaktivierung gehört schon seit langem zu den Standards der Psychotherapie. Sie ist aus der verhaltenstherapeutischen Depressionstherapie nicht mehr wegzudenken. International hat sich die Verhaltensaktivierung gar als eigenständige Therapieform etabliert und sich als Alternative zu kognitiver Verhaltenstherapie durchgesetzt.

Aufgrund des einfachen, strukturierten Therapierationals ist der Ansatz sehr gut umsetzbar sowohl in der Einzeltherapie als auch in webbasierten und gruppentherapeutischen Formaten. Mit der letzten Änderung der Psychotherapierichtlinie wurden die Möglichkeiten gestärkt, auch in der ambulanten Psychotherapiepraxis Gruppentherapie einzusetzen (bzw. abzurechnen). Die schwer hinzunehmende Situation, dass auch depressive Patienten oft lange auf einen ambulanten Psychotherapietherapieplatz warten müssen, könnte durch eine häufigere Verwendung von Gruppentherapien in Hochschulambulanzen oder gut vernetzten Psychotherapeutischen Praxen deutlich vermindert werden.

In Versorgungseinrichtungen, in denen ohnehin mit gruppentherapeutischen Angeboten gearbeitet wird, ist aus unserer Sicht naheliegend, für Patienten mit der Diagnose Depression geschlossene Gruppen mit einem verhaltensaktivierenden Konzept anzubieten. Dies wird bereits in einigen Kliniken der psychosomatischen Rehabilitation und in der stationären psychiatrischen Behandlung eingesetzt.

Darüber hinaus ist es denkbar und wünschenswert, dass Verhaltensaktivierung auch zunehmend in Bereichen genutzt wird, in denen es nicht um eine klinische Depressionsbehandlung geht, sondern um subklinische Syndrome (Antriebslosigkeit, Resignation, Passivität), deren Verlauf durch verhaltensaktivierende Angebote vermutlich positiv beeinflusst werden kann. Diese Syndrome treten nicht nur als Vorläufer oder als Residualproblematik bei Depressionen auf, sie sind auch häufig ein komorbides Begleitsymptom zahlreicher anderer Störungen und als Reaktionsform auf chronische Belastungen verbreitet. Das Vorgehen kann dabei auf die jeweils typischen Belastungen und Fehlanpassungen ausgerichtet werden. Als Beispiel sind diesbezüglich Angebote für Ältere, für Langzeitarbeitslose, für pflegende Angehörige oder für Adipöse zu nennen.

Für die Verstetigung eines verstärker- oder wertebezogenen Handelns im Alltag werden in Zukunft zahlreiche elektronische Hilfsmittel verfügbar sein, von der Erinnerungs- oder Notizfunktion des Smartphones, über Apps zur Verhaltensaktivierung, bis hin zu „Blended Therapy", bei der Auffrischungssitzungen beispielsweise auch per Skype-Kontakt oder über webbasierte Selbsthilfemodule erfolgen können.

Trotz der dynamischen Entwicklung der Psychotherapie wird die Standardmethode „Verhaltensaktivierung" nicht zuletzt aufgrund ihres pragmatischen und handlungsnahen Zugangs auch in Zukunft einen wichtigen Platz einnehmen, und es gilt, wie Patienten des Öfteren äußerten: „Hier wird nicht nur geredet, sondern wirklich etwas verändert."

9 Weiterführende Literatur

Hoyer, J. & Vogel, D. (2018). *Verhaltensaktivierung. Techniken der Verhaltenstherapie*. Weinheim: Beltz.

Kanter, J.W., Busch, A.M. & Rusch, L.C. (2009). *Behavioral activation: Distinct features*. New York: Routledge. https://doi.org/10.4324/9780203876060

Lejuez, C.W., Hopko, D.R., Acierno, R., Daughters, S.B. & Pagoto, S.L. (2011). Ten year revision of the brief behavioral activation treatment for depression: Revised treatment manual. *Behavior Modification, 35* (2), 111–161. https://doi.org/10.1177/0145445510390929

Martell, C.R., Dimidjian, S. & Hermann-Dunn, R. (2010). *Behavioral activation for depression: A clinician's guide*. New York: The Guilford Press.

10 Literatur

Acierno, R., Gros, D.F., Ruggiero, K.J., Hernandez-Tejada, M.A., Knapp, R.G., Lejuez, C.W. et al. (2016). Behavioral activation and therapeutic exposure for posttraumatic stress disorder: A noninferiority trail of treatment delivered in person versus home-based health. *Depression and Anxiety, 33* (5), 415–423. https://doi.org/10.1002/da.22476

Alexopoulos, G.S., Raue, P.J., Gunning, F., Kiosses, D.N., Kanellopoulos, D., Pollari, C. et al. (2016). „Engage" Therapy: Behavioral activation and improvement of late-life major depression. *American Journal of Geriatric Psychiatry: Official Journal of the American Association for Geriatric Psychiatry, 24* (4), 320–326. https://doi.org/10.1016/j.jagp.2015.11.006

Alfonsson, S., Parling, T. & Ghaderi, A. (2015). Group behavioral activation for patients with severe obesity and binge eating disorder: A randomized controlled trial. *Behavior Modification, 39* (2), 270–294. https://doi.org/10.1177/0145445514553093

American Psychiatric Association. (2015). *Diagnostisches und Statistisches Manual Psychischer Störungen – DSM-5* (Deutsche Ausgabe herausgegeben von Peter Falkai und Hans-Ulrich Wittchen, mitherausgegeben von Manfred Döpfner et al.). Göttingen: Hogrefe.

Andersson, G., Cuijpers, P., Carlbring, P., Riper, H. & Hedman, E. (2014). Guided internet-based vs. face-to-face cognitive behavior therapy for psychiatric and somatic disorders: A systematic review and meta-analysis. *World Psychiatry, 13* (3), 288–295.

Armitage, C.J. & Arden, M.A. (2010). A volitional help sheet to increase physical activity in people with low socioeconomic status: A randomised exploratory trial. *Psychology & Health, 25* (10), 1129–1145. https://doi.org/10.1080/08870440903121638

Baltes, P.B. & Baltes, M.M. (1990). *Succesful aging: Perspectives from the behavioral sciences.* New York: Cambridge University Press. https://doi.org/10.1017/CBO9780511665684

Bandura, A. (2000). Health promotion from the perspective of social cognitive theory. In P. Norman, C. Abraham & M. Conner (Eds.), *Understanding and changing health behaviour. From health beliefs to self-regulation* (pp. 299–339). Amsterdam, NL: Harwood.

Baumeister, R.F., Bratlavsky, E., Muraven, M. & Tice, D.M. (1998). Ego depletion: Is the active self a limited ressource? *Journal of Personality and Social Psychology, 81,* 946–960.

Baumeister, R.F. & Tierney, J. (2012). *Die Macht der Disziplin: Wie wir unseren Willen trainieren können.* Frankfurt am Main: Campus.

Beck, A.T. & Bredemeier, K. (2016). A unified model of depression. *Clinical Psychological Science, 4* (4), 596–619. https://doi.org/10.1177/2167702616628523

Beck, A.T., Rush, A., Shaw, B.F.J. & Emery, G. (1979). *Cognitive therapy of depression.* New York: The Guilford Press.

Beck, J.S. (1999). *Praxis der Kognitiven Therapie.* Weinheim: Psychologie Verlags Union.

Beesdo-Baum, K. & Wittchen, H.-U. (2021). Depressive Störungen: Major Depression und Persistierende Depressive Störung (Dysthymie). In J. Hoyer & S. Knappe (Hrsg.), *Klinische Psychologie & Psychotherapie* (3., vollst. überarb. u. erw. Aufl., S. 1039–1086). Berlin: Springer.

Berghoff, C.R., Forsyth, J.P., Ritzert, T.R., Eifert, G.H. & Anderson, D.A. (2018). Evaluation of the contribution of values clarification to a brief mindfulness meditation intervention for anxiety. *Journal of Clinical Psychology, 74* (9), 1387–1402. https://doi.org/10.1002/jclp.22610

Blake, H. (2012). Physical activity and exercise in the treatment of depression. *Frontiers in Psychiatry, 3*, 106. https://doi.org/10.3389/fpsyt.2012.00106

Bramesfeld, A. & Schwartz, F.W. (2007). Volkskrankheit Depression: Bestandsaufnahme und Perspektiven. *Psychiatrische Praxis, 34*, 247–251. https://doi.org/10.1055/s-2007-970966

British Psychological Society. (2011). *Common mental health disorders: Identification and pathways to care*. Leicester, UK: British Psychological Society.

Bundesminsterium für Arbeit und Soziales. (2011). *Bericht Sicherheit und Gesundheit bei der Arbeit 2011*. Verfügbar unter https://osha.europa.eu/fop/germany/de/statistics/suga/suga-archiv/suga2011/suga_2011.pdf

Burns, D.D. (2011). *Feeling Good – Depressionen überwinden und Selbstachtung gewinnen. Wie Sie lernen, sich wieder wohlzufühlen* (3. Aufl.). Paderborn: Junfermann.

Carlbring, P., Hägglund, M., Luthström, A., Dahlin, M., Kadowaki, Å., Vernmark, K. et al. (2013). Internet-based behavioral activation and acceptance-based treatment for depression: A randomized controlled trial. *Journal of Affective Disorders, 148* (2–3), 331–337. https://doi.org/10.1016/j.jad.2012.12.020

Chan, A.T.Y., Sun, G.Y.Y., Tam, W.W.S., Tsoi, K.K.F. & Wong, S.Y.S. (2017). The effectiveness of group-based behavioral activation in the treatment of depression: An updated meta-analysis of randomized controlled trial. *Journal of Affective Disorders, 208*, 345–354. https://doi.org/10.1016/j.jad.2016.08.026

Chaytor, N., Ciechanowski, P., Miller, J.W., Fraser, R., Russo, J., Unutzer, J. et al. (2011). Long-term outcomes from the PEARLS randomized trial for the treatment of depression in patients with epilepsy. *Epilepsy & Behavior, 20* (3), 545–549. https://doi.org/10.1016/j.yebeh.2011.01.017

Cheavens, J.S., Strunk, D.R., Lazarus, S.A. & Goldstein, L.A. (2012). The compensation and capitalization models: A test of two approaches to individualizing the treatment of depression. *Behaviour Research and Therapy, 50* (11), 699–706. https://doi.org/10.1016/j.brat.2012.08.002

Chen, J., Liu, X., Rapee, R.M. & Pillay, P. (2013). Behavioural activation: A pilot trial of transdiagnostic treatment for excessive worry. *Behaviour Research and Therapy, 51* (9), 533–539. https://doi.org/10.1016/j.brat.2013.05.010

Chrousos, G.P. (2009). Stress and disorders of the stress system. *Nature Reviews Endocrinology, 5*, 374–381. https://doi.org/10.1038/nrendo.2009.106

Ciechanowski, P., Chaytor, N., Miller, J., Fraser, R., Russo, J., Unutzer, J. et al. (2010). PEARLS depression treatment for individuals with epilepsy: A randomized controlled trial. *Epilepsy & Behavior, 19* (3), 225–231. https://doi.org/10.1016/j.yebeh.2010.06.003

Coffman, S.J., Martell, C.R., Dimidjian, S., Gallop, R. & Hollon, S.D. (2007). Extreme nonresponse in cognitive therapy: Can behavioral activation succeed where cognitive therapy fails? *Journal of Consulting and Clinical Psychology, 75* (4), 531–541. https://doi.org/10.1037/0022-006X.75.4.531

Cotman, C.W. & Berchtold, N.C. (2002). Exercise: A behavioral intervention to enhance brain health and plasticity. *Trends in Neurosciences, 25* (6), 295–301. https://doi.org/10.1016/S0166-2236(02)02143-4

Craske, M.G. (2012). *Kognitive Verhaltenstherapie*. München: Reinhardt.

Craske, M.G., Meuret, A.E., Ritz, T., Treanor, M., Dour, H. & Rosenfield, D. (2019). Positive affect treatment for depression and anxiety: A randomized clinical trial for a core feature of anhedonia. *Journal of Consulting and Clinical Psychology, 87*(5), 457–471. https://doi.org/10.1037/ccp0000396

Cuijpers, P., van Straten, A. & Warmerdam, L. (2007). Behavioral activation treatments of depression: A meta-analysis. *Clinical Psychology Review, 27* (3), 318–326. https://doi.org/10.1016/j.cpr.2006.11.001

Dahne, J., Kustanowitz, J. & Lejuez, C.W. (2018). Development and preliminary feasibility study of a brief behavioral activation mobile application (behavioral apptivation) to be used in conjunction with ongoing therapy. *Cognitive and Behavioral Practice, 25* (1), 44–56. https://doi.org/10.1016/j.cbpra.2017.05.004

Dimidjian, S., Hollon, S.D., Dobson, K.S., Schmaling, K.B., Kohlenberg, R.J., Addis, M.E. et al. (2006). Randomized trial of behavioral activation, cognitive therapy, and antidepressant medication in the acute treatment of adults with major depression. *Journal of Consulting and Clinical Psychology, 74,* 658–670. https://doi.org/10.1037/0022-006X.74.4.658

Drevets, W.C. (2001). Neuroimaging and neuropathological studies of depression: Implications for the cognitive-emotional features of mood disorders. *Current Opinion in Neurobiology, 11* (2), 240–249. https://doi.org/10.1016/S0959-4388(00)00203-8

Dunn, A.L., Trivedi, M.H., Kampert, J.B., Clark, C.G. & Chambliss, H.O. (2005). Exercise treatment for depression: Efficacy and dose response. *American Journal of Preventive Medicine, 28* (1), 1–8.

D'Zurilla, T.J. & Goldfried, M.R. (1971). Problem solving and behavior modification. *Journal of Abnormal Psychology, 78* (1), 107–126. https://doi.org/10.1037/h0031360

Eisma, M.C., Boelen, P.A., Stroebe, W., Henk, A.S., Jaap, L. & Stroebe, M.S. (2015). Internet-based exposure and behavioral activation for complicated grief and rumination: A randomized controlled trial. *Behavior Therapy, 46,* 729–748. https://doi.org/10.1016/j.beth.2015.05.007

Ekers, D., Webster, L., van Straten, A., Cuijpers, P., Richards, D. & Gilbody, S. (2014). Behavioural activation for depression: An update of meta-analysis of effectiveness and sub group analysis. *PloS ONE, 9* (6), 1–11. https://doi.org/10.1371/journal.pone.0100100

Ekers, D.M., Dawson, M.S. & Bailey, E. (2013). Dissemination of behavioural activation for depression to mental health nurses: Training evaluation and benchmarked clinical outcomes. *Journal of Psychiatric and Mental Health Nursing, 20* (2), 186–192. https://doi.org/10.1111/j.1365-2850.2012.01906.x

Ernst, C., Olson, A.K., Pinel, J.P.J., Lam, R.W. & Christie, B.R. (2006). Antidepressant effects of exercise: Evidence for an adult-neurogenesis hypothesis? *Journal of Psychiatry & Neuroscience, 31* (2), 84–92.

Farrand, P., Woodford, J., Llewellyn, D., Anderson, M., Venkatasubramanian, S., Ukoumunne, O.C. et al. (2016). Behavioural activation written self-help to improve mood, wellbeing and quality of life in people with dementia supported by informal carers (PROMOTE): A study protocol for a single-arm feasibility study. *Pilot and Feasibility Studies, 2,* 42. https://doi.org/10.1186/s40814-016-0083-x

Ferster, C.B. (1973). A functional analysis of depression. *American Psychologist, 28* (10), 857–870. https://doi.org/10.1037/h0035605

Folke, F., Hursti, T., Tungström, S., Söderberg, P., Kanter, J.W., Kuutmann, K. et al. (2015). Behavioral activation in acute inpatient psychiatry: A multiple baseline evaluation. *Journal of Behavior Therapy and Experimental Psychiatry, 46,* 170–181. https://doi.org/10.1016/j.jbtep.2014.10.006

Frank, E. (2005). *Treating bipolar disorder. A clinican's guide to Interpersonal and Social Rhythm Therapy*. New York: Guilford.

Fuhr, K., Fahse, B., Hautzinger, M. & Gulewitsch, M.D. (2018). Erste Erfahrungen zur Implementierbarkeit einer internet-basierten Selbsthilfe zur Überbrückung der Wartezeit auf eine ambulante Psychotherapie. *Psychotherapie Psychosomatik Medizinische Psychologie, 68* (6), 234–241. https://doi.org/10.1055/s-0043-122241

Fujimoto, K., Sakata, T., Etou, H., Fukagawa, K., Ookuma, K., Terada, K. et al. (1992). Charting of daily weight pattern reinforces maintenance of weight reduction in moderately obese patients. *American Journal of the Medical Sciences, 303* (3), 145–150. https://doi.org/10.1097/00000441-199203000-00002

Gaab, J. & Ehlert, U. (2005). *Chronische Erschöpfung und chronisches Erschöpfungssyndrom* (Fortschritte der Psychotherapie, Bd. 26). Göttingen: Hogrefe.

Gawrysiak, M., Nicholas, C. & Hopko, D.R. (2009). Behavioral activation for moderately depressed university students: Randomized controlled trial. *Journal of Counseling Psychology, 56* (3), 468–475. https://doi.org/10.1037/a0016383

Gerber, M., Holsboer-Trachsler, E., Pühse, U. & Brand, S. (2016). Exercise is medicine for patients with major depressive disorders: But only if the „pill" is taken! *Neuropsychiatric Disease and Treatment, 12,* 1977–1981. https://doi.org/10.2147/NDT.S110656

Göhner, W. & Fuchs, R. (2007). *Änderung des Gesundheitsverhaltens: MoVo-Gruppenprogramme für körperliche Aktivität und gesunde Ernährung.* Göttingen: Hogrefe.

Gollwitzer, P.M. (1999). Implementation Intentions: Strong effects of simple plans. *American Psychologist, 54,* 493–503. https://doi.org/10.1037/0003-066X.54.7.493

Gros, D.F., Price, M., Strachan, M., Yuen, E.K., Milanak, M.E. & Acierno, R. (2012). Behavioral activation and therapeutic exposure: An investigation of relative symptom changes in PTSD and depression during the course of integrated behavioral activation, situational exposure, and imaginal exposure techniques. *Behavior Modification, 36* (4), 580–599. https://doi.org/10.1177/0145445512448097

Guise, S. (2013). *Mini Habits: Smaller Habits – Bigger Results.* CreateSpace Independent Publishing Platform.

Harrison, P.J. (2002). The neuropathology of primary mood disorder. *Brain, 125* (Pt 7), 1428–1449. https://doi.org/10.1093/brain/awf149

Hautzinger, M. (2013). *Kognitive Verhaltenstherapie bei Depressionen* (7. Aufl.). Weinheim: Beltz.

Hautzinger, M. & Pössel, P. (2017). *Kognitive Interventionen.* Göttingen: Hogrefe. https://doi.org/10.1026/02831-000

Hautzinger, M. & Wolf, S. (2012). Sportliche Aktivität und Depression. In R. Fuchs & W. Schlicht (Hrsg.), *Seelische Gesundheit und sportliche Aktivität* (S. 164–185). Göttingen: Hogrefe.

Hayes, S.C., Luoma, J.B., Bond, F.W., Masuda, A. & Lillis, J. (2006). Acceptance and commitment therapy: Model, processes and outcomes. *Behaviour Research and Therapy, 44* (1), 1–25. https://doi.org/10.1016/j.brat.2005.06.006

Hayes, S.C., Wilson, K.G., Gifford, E.V., Follette, V.M. & Strosahl, K. (1996). Experiential avoidance and behavioral disorders: A functional dimensional approach to diagnosis and treatment. *Journal of Consulting and Clinical Psychology, 64* (6), 1152–1168. https://doi.org/10.1037/0022-006X.64.6.1152

Heckhausen, H. (1989). *Motivation und Handeln* (2. Aufl.). Heidelberg: Springer. https://doi.org/10.1007/978-3-662-08870-8

Helgeson, V.S. (1994). Relation of agency and communion to well-being: Evidence and potential explanations. *Psychological Bulletin, 116,* 412–428.

Herrle, J. & Kühner, C. (1994). *Depression bewältigen: Ein kognitiv-verhaltenstherapeutisches Gruppenprogramm nach P.M. Lewinsohn*. Weinheim: Beltz, Psychologie Verlags Union.

Hoffman, B.M., Babyak, M.A., Craighead, W.E., Sherwood, A., Doraiswamy, P.M., Coons, M.J. et al. (2011). Exercise and pharmacotherapy in patients with major depression: One-year follow-up of the SMILE study. *Psychosomatic Medicine, 73* (2), 127–133. https://doi.org/10.1097/PSY.0b013e31820433a5

Hollmann, W. & Strüder, H.K. (2000). Gehirn, Psyche und körperliche Aktivität. *Der Orthopäde, 29* (11), 948–956.

Hollon, S. (2001). Behavioral activation treatment for depression: A commentary. *Clinical Psychology: Science and Practice, 8* (3), 271–274. https://doi.org/10.1093/clipsy.8.3.271

Hopko, D.R., Clark, C.G., Cannity, K. & Bell, J.L. (2016). Pretreatment depression severity in breast cancer patients and its relation to treatment response to behavior therapy. *Health Psychology, 35* (1), 10–18. https://doi.org/10.1037/hea0000252

Hopko, D.R., Funderburk, J.S., Shorey, R.C., McIndoo, C.C., Ryba, M.M., File, A.A. et al. (2013). Behavioral activation and problem-solving therapy for depressed breast cancer patients: Preliminary support for decreased suicidal ideation. *Behavior Modification, 37* (6), 747–767. https://doi.org/10.1177/0145445513501512

Hopko, D.R., Lejuez, C.W., Ruggiero, K.J. & Eifert, G.H. (2003). Contemporary behavioral activation treatments for depression. Procedures, principles, and progress. *Clinical Psychology Review, 23* (5), 699–717.

Hoyer, J., Čolić, J., Grübler, G. & Gloster, A.T. (2020). Valued living before and after CBT. *Journal of Contemporary Psychotherapy, 50*, 37–45. https://doi.org/10.1007/s10879-019-09430-x

Hoyer, J. & Heidrich, S. (2009). Wann sind Sorgen pathologisch? *Verhaltenstherapie, 19* (1), 33–39. https://doi.org/10.1159/000201938

Hoyer, J., Höfler, M. & Wüllhorst, V. (2020). Activity and subsequent depression levels: A causal analysis of behavioral activation group treatment with weekly assessments over 8 weeks. *Clinical Psychology and Psychotherapy, 27* (3), 330–336. https://doi.org/10.1002/cpp.2430

Hoyer, J. & Teismann, T. (2016). *Behavioral Activation for Depression Scale – Deutsche Version*. Verfügbar unter www.psychometrikon.de

Hoyer, J. & Teismann, T. (2021). Verhaltensaktivierung. In J. Hoyer & S. Knappe (Hrsg.), *Klinische Psychologie & Psychotherapie* (3., vollst. überarb. u. erw. Aufl., S. 639–649). Berlin: Springer.

Hoyer, J. & Vogel, D. (2018). *Verhaltensaktivierung. Techniken der Verhaltenstherapie. Mit E-Book inside und Arbeitsmaterial*. Weinheim: Beltz.

Huguet, A., Miller, A., Kisely, S., Rao, S., Saadat, N. & McGrath, P.J. (2018). A systematic review and meta-analysis on the efficacy of internet-delivered behavioral activation. *Journal of Affective Disorders, 235*, 27–38. https://doi.org/10.1016/j.jad.2018.02.073

Jacob, M., Keeley, M.L., Ritschel, L. & Craighead, W.E. (2013). Behavioural activation for the treatment of low-income, African American adolescents with major depressive disorder: A case series. *Clinical Psychology & Psychotherapy, 20* (1), 87–96. https://doi.org/10.1002/cpp.774

Jacobi, F., Wittchen, H.-U., Hölting, C., Höfler, M., Pfister, H., Müller, N. et al. (1999). Prevalence, co-morbidity and correlates of mental disorders in the general population: Results from the German Health Interview and Examination Survey (GHS). *Psychological Medicine, 34* (4), 597–611.

Jacobson, N.S., Dobson, K.S., Truax, P.A., Addis, M.E., Koerner, K., Gollan, J.K. et al. (1996). A component analysis of cognitive-behavioral treatment for depression. *Journal of Consulting and Clinical Psychology, 64* (2), 295–304. https://doi.org/10.1037/0022-006X.64.2.295

Job, V., Dweck, C.S. & Walton, G.M. (2010). Ego depletion – is it all in your head? Implicit theories about willpower affect self-regulation. *Psychological Science, 21* (11), 1686–1693. https://doi.org/10.1177/0956797610384745

Josefsson, T., Lindwall, M. & Archer, T. (2014). Physical exercise intervention in depressive disorders: Meta-analysis and systematic review. *Scandinavian Journal of Medicine & Science in Sports, 24* (2), 259–272. https://doi.org/10.1111/sms.12050

Kanter, J.W., Busch, A.M. & Rusch, L.C. (2009). *Behavioral activation: Distinct features.* New York: Routledge. https://doi.org/10.4324/9780203876060

Kanter, J.W., Manos, R.C., Bowe, W.M., Baruch, D.E., Busch, A.M. & Rusch, L.C. (2010). What is behavioral activation? A review of the empirical literature. *Clinical Psychology Review, 30* (6), 608–620. https://doi.org/10.1016/j.cpr.2010.04.001

Kanter, J.W., Mulick, P.S., Busch, A.M., Berlin, K.S. & Martell, C.R. (2007). The behavioral activation for depression scale (BADS): Psychometric properties and factor structure. *Journal of Psychopathology and Behavioral Assessment, 29* (3), 191–202. https://doi.org/10.1007/s10862-006-9038-5

Kanter, J.W., Rusch, L.C., Busch, A.M. & Sedivy, S.K. (2009). Validation of the Behavioral Activation for Depression Scale (BADS) in a Community Sample with Elevated Depressive Symptoms. *Journal of Psychopathology and Behavioral Assessment, 31* (1), 36–42. https://doi.org/10.1007/s10862-008-9088-y

Kanter, J.W., Santiago-Rivera, A., Santos, M.M., Nagy, G., López, M., Diéguez Hurtado, G. et al. (2015). A randomized hybrid efficacy and effectiveness trial of behavioral activation for Latinos with depression. *Behavior Therapy, 46*, 177–192. https://doi.org/10.1016/j.beth.2014.09.011

Kessler, R.C., Berglund, P., Demler, O., Jin, R., Koretz, D., Merikangas, K.R. et al. (2003). The epidemiology of major depressive disorder: Results from the national comorbidity survey replication (NCS-R). *Journal of the American Medical Association, 289* (23), 3095–3105.

Kirsch, I. (1985). Response expectancy as a determinant of experience and behavior. *American Psychologist, 40*, 1189–1202. https://doi.org/10.1037/0003-066X.40.11.1189

Klaperski, S., Dawans, B.v., Heinrichs, M. & Fuchs, R. (2014). Effects of a 12-week endurance training program on the physiological response to psychosocial stress in men: A randomized controlled trial. *Journal of Behavioral Medicine, 37* (6), 1118–1133. https://doi.org/10.1007/s10865-014-9562-9

Koppenhöfer, E. (2017). Sinnliche Lebendigkeit erfahren – Wohlbefinden durch Sinnesgenüsse erleben. In R. Frank (Hrsg.), *Therapieziel Wohlbefinden. Ressourcen aktivieren in der Psychotherapie* (Psychotherapie, Bd. 39, 3. Aufl., S. 187–199). Berlin: Springer. https://doi.org/10.1007/978-3-662-53471-7_13

Krämer, L.V. & Fuchs, R. (2010). Barrieren und Barrierenmanagement im Prozess der Sportteilnahme: Zwei neue Messinstrumente. *Zeitschrift für Gesundheitspsychologie, 18* (4), 170–182. https://doi.org/10.1026/0943-8149/a000026

Krämer, L.V. & Göhner, W. (2016). Handlungsplanung, Barrieren und Barrierenmanagement. In J. Bengel & O. Mittag (Hrsg.), *Psychologie in der medizinischen Rehabilitation. Ein Lehr- und Praxishandbuch* (S. 115–124). Berlin: Springer.

Krämer, L.V., Helmes, A.W. & Bengel, J. (2014). Understanding activity limitations in depression – Integrating the concepts of motivation and volition from health psychology into clinical psychology. *European Psychologist, 19* (4), 278–288. https://doi.org/10.1027/1016-9040/a000205

Krämer, L.V., Helmes, A.W., Seelig, H., Fuchs, R. & Bengel, J. (2014). Correlates of reduced exercise behaviour in depression: The role of motivational and volitional deficits. *Psychology & Health, 29* (10), 1206–1225. https://doi.org/10.1080/08870446.2014.918978

Krishnan, V. & Nestler, E.J. (2008). The molecular neurobiology of depression. *Nature, 455* (7215), 894–902.

Kuhl, J. (1996). Wille und Freiheitserleben: Formen der Selbststeuerung. In J. Kuhl & H. Heckhausen (Hrsg.), *Enzyklopädie der Psychologie: Motivation, Volition und Handlung* (Enzyklopädie der Psychologie, Bd. 4, S. 665–765). Göttingen: Hogrefe.

Kumano, M. (2018). On the concept of well-being in Japan: Feeling shiawase as hedonic well-being and feeling ikigai as eudaimonic well-being. *Applied Research in Quality of Life, 13* (2), 419–433. https://doi.org/10.1007/s11482-017-9532-9

Lejuez, C.W., Hopko, D.R., Acierno, R., Daughters, S.B. & Pagoto, S.L. (2011). Ten year revision of the brief behavioral activation treatment for depression: Revised treatment manual. *Behavior Modification, 35* (2), 111–161. https://doi.org/10.1177/0145445510390929

Lejuez, C.W., Hopko, D.R. & Hopko, S.D. (2001). A brief behavioral activation treatment for depression: Treatment manual. *Behavior Modification, 25* (2), 255–286. https://doi.org/10.1177/0145445501252005

Lewinsohn, P.M. (1974). A behavioral approach to depression. In J. Friedman & M.M. Katz (Eds.), *The psychology of depression: Contemporary theory and research* (pp. 157–185). New York: Wiley.

Lewinsohn, P.M., Biglan, A. & Zeiss, A.M. (1976). Behavioral treatment of depression. In P.O. Davidson (Ed.), *The behavioral management of anxiety, depression and pain* (pp. 91–146). New York: Brunner/Mazel.

Lewinsohn, P.M., Muñoz, R.F., Youngren, M.A. & Zeiss, A.M. (1978). *Control your depression*. Englewood Cliffs: Prentice-Hall.

Lewinsohn, P.M., Steinmetz, J.L., Antonuccio, D. & Teri, L. (1984). Group therapy for depression: The coping with depression course. *International Journal of Mental Health, 13*(3–4), 8–33. https://doi.org/10.1080/00207411.1984.11448974

Lochmann, E. & Hoyer, J. (2013). Verhaltensaktivierung bei Depression. *Psychotherapie im Dialog, 14*(3), 57–60. https://doi.org/10.1055/s-0033-1353820

Lutz, R. & Koppenhöfer, E. (1983). Kleine Schule des Genießens. In R. Lutz (Hrsg.), *Genuß und Genießen. Zur Psychologie des genußvollen Erlebens und Handelns* (S. 112–125). Weinheim: Beltz.

Ly, K.H., Topooco, N., Cederlund, H., Wallin, A., Bergström, J., Molander, O. et al. (2015). Smartphone-supported versus full behavioural activation for depression: A randomised controlled trial. *PloS ONE, 10* (5), 1–16. https://doi.org/10.1371/journal.pone.0126559

Ly, K.H., Trüschel, A., Jarl, L., Magnusson, S., Windahl, T., Johansson, R. et al. (2014). Behavioural activation versus mindfulness-based guided self-help treatment administered through a smartphone application: A randomised controlled trial. *BMJ Open, 4* (1), 1–13. https://doi.org/10.1136/bmjopen-2013-003440

Magidson, J.F., Roberts, B.W., Collado-Rodriguez, A. & Lejuez, C.W. (2014). Theory-driven intervention for changing personality: Expectancy value theory, behavioral activation, and conscientiousness. *Developmental Psychology, 50,* 1442–1450. https://doi.org/10.1037/a0030583

Mairs, H., Lovell, K., Campbell, M. & Keeley, P. (2011). Development and pilot investigation of behavioral activation for negative symptoms. *Behavior Modification, 35* (5), 486–506. https://doi.org/10.1177/0145445511411706

Marlatt, A. & Gordon, J. (1985). *Relapse prevention: Maintenance strategies in the treatment of addictive behaviors.* New York: Guilford Press.

Martell, C.R., Addis, M.E. & Jacobson, N.S. (2001). *Depression in context: Strategies for guided action.* New York: W.W. Norton & Co.

Martell, C.R., Dimidjian, S. & Herman-Dunn, R. (2010). *Behavioral activation for depression: A clinician's guide.* New York: Guilford Press.

Milgrom, J. & Gemmill, A. (2014). Feasibility and efficacy of an internet treatment for postnatal depression utilising a behavioural activation approach. *Evidence-Based Nursing, 17* (4), 102. https://doi.org/10.1136/eb-2013-101636

Motl, R.W., McAuley, E. & Dlugonski, D. (2012). Reactivity in baseline accelerometer data from a physical activity behavioral intervention. *Health Psychology, 31* (2), 172–175. https://doi.org/10.1037/a0025965

Nabkasorn, C., Miyai, N., Sootmongkol, A., Junprasert, S., Yamamoto, H., Arita, M. et al. (2006). Effects of physical exercise on depression, neuroendocrine stress hormones and physiological fitness in adolescent females with depressive symptoms. *European Journal of Public Health, 16* (2), 179–184. https://doi.org/10.1093/eurpub/cki159

Najmi, S. & Wegner, D.M. (2008). Thought suppression and psychopathology. In A.J. Elliot (Ed.), *Handbook of approach and avoidance motivation* (pp. 447–459). New York: Taylor & Francis.

National Institute of Health and Care Excellence (2009). *Depression in adults: recognition and management. Clinical guideline.* Verfügbar unter https://www.nice.org.uk/guidance/cg90

Nitschke, J.B. & Mackiewicz, K.L. (2006). Prefrontal and anterior cingulate contributions to volition in depression. In N. Sebanz & W. Prinz (Eds.), *Disorders of volition* (pp. 251–274). Cambridge, MA: MIT Press.

Nyström, M.B.T., Stenling, A., Sjöström, E., Neely, G., Lindner, P., Hassmén, P. et al. (2017). Behavioral activation versus physical activity via the internet: A randomized controlled trial. *Journal of Affective Disorders, 215,* 85–93. https://doi.org/10.1016/j.jad.2017.03.018

Oertel, V. & Matura, S. (2017). *Bewegung und Sport gegen Burnout, Depressionen und Ängste.* Heidelberg: Springer. https://doi.org/10.1007/978-3-662-53938-5

Oettingen, G. & Kluge, L. (2009). Kluges Zielsetzen durch mentales Kontrastieren. In T. Iwers-Stelljes (Hrsg.), *Prävention – Intervention – Konfliktlösung* (S. 215–227). Wiesbaden: VS Verlag für Sozialwissenschaften.

O'Mahen, H.A., Richards, D.A., Woodford, J., Wilkinson, E., McGinley, J., Taylor, R.S. et al. (2014). Netmums: A phase II randomized controlled trial of a guided Internet behavioural activation treatment for postpartum depression. *Psychological Medicine, 44* (8), 1675–1689. https://doi.org/10.1017/S0033291713002092

Pacanowski, C.R. & Levitsky, D.A. (2015). Frequent self-weighing and visual feedback for weight loss in overweight adults. *Journal of Obesity, 2015,* Article ID 763680. https://doi.org/10.1155/2015/763680

Patel, V., Weobong, B., Weiss, H.A., Anand, A., Bhat, B., Katti, B. et al. (2017). The Healthy Activity Program (HAP), a lay counsellor-delivered brief psychological treatment for severe depression, in primary care in India: A randomised controlled trial. *Lancet, 389* (10065), 176–185. https://doi.org/10.1016/S0140-6736(16)31589-6

Potreck-Rose, F. (2009). *Von der Freude, den Selbstwert zu stärken* (5. Aufl.). Stuttgart: Klett-Cotta.

Rehm, P. (1977). A self-control model of depression. *Behavior Therapy, 8* (5), 787–804. https://doi.org/10.1016/S0005-7894(77)80150-0

Renner, F., Ji, J.L., Pictet, A., Holmes, E.A. & Blackwell, S.E. (2017). Effects of engaging in repeated mental imagery of future positive events on behavioural activation in individuals with major depressive disorder. *Cognitive Therapy and Research, 41* (3), 369–380. https://doi.org/10.1007/s10608-016-9776-y

Rethorst, C.D., Wipfli, B.M. & Landers, D.M. (2009). The antidepressive effects of exercise: A meta-analysis of randomized trials. *Sports Medicine, 30* (6), 491–511. https://doi.org/10.2165/00007256-200939060-00004

Richards, D., Ekers, D., McMillan, D., Taylor, R.S., Byford, S., Warren, F.C. et al. (2016). Cost and outcome of behavioural activation versus cognitive behavioural therapy for depression (COBRA): A randomised, controlled, non-inferiority trial. *Lancet, 388* (10047), 871–880. https://doi.org/10.1016/S0140-6736(16)31140-0

Richards, D. & Richardson, T. (2012). Computer-based psychological treatments for depression: A systematic review and meta-analysis. *Clinical Psychology Review, 32* (4), 329–342. https://doi.org/10.1016/j.cpr.2012.02.004

Rusch, L.C., Kanter, J.W., Brondino, M.J., Weeks, C.E. & Bowe, W.M. (2010). Biomedical stigma reduction programs produce negative but transient effects on a depressed low-income community sample. *Journal of Social and Clinical Psychology, 29* (9), 1021–1031. https://doi.org/10.1521/jscp.2010.29.9.1020

Rüsch, M., Krämer, L.V., Helmes, A.W. & Bengel, J. (2015). Aktivitätseinschränkungen bei depressiven Patienten mit körperlichen Erkrankungen: Eine qualitative Studie zu Absichtsbildung und Absichtsumsetzung. *Praxis Klinische Verhaltensmedizin und Rehabilitation, 96*, 150–159.

Schneider, K.L., Panza, E., Handschin, B., Ma, Y., Busch, A.M., Waring, M.E. et al. (2016). Feasibility of pairing behavioral activation with exercise for women with type 2 diabetes and depression: The get it study pilot randomized controlled trial. *Behavior Therapy, 47* (2), 198–212. https://doi.org/10.1016/j.beth.2015.10.005

Schramm, E. (2019). *Interpersonelle Psychotherapie. Mit dem Original-Therapiemanual von Klerman, Weissman, Rounsaville und Chevron* (4. Aufl.). Stuttgart: Schattauer.

Schuch, F.B., Vancampfort, D., Richards, J., Rosenbaum, S., Ward, P.B. & Stubbs, B. (2016). Exercise as a treatment for depression: A meta-analysis adjusting for publication bias. *Journal of Psychiatric Research, 77*, 42–51. https://doi.org/10.1016/j.jpsychires.2016.02.023

Schwartz, S.H. (1992). Universals in the Content and Structure of Values: Theoretical Advances and Empirical Tests in 20 Countries. In M.P. Zanna (Ed.), *Advances in Experimental Social Psychology* (Vol. 25, pp. 1–65). Cambridge, MA: Academic Press. https://doi.org/10.1016/S0065-2601(08)60281-6

Schwarzer, R. (2001). Social-Cognitive factors in changing health-related behaviors. *Current Directions in Psychological Science, 10* (2), 47–51. https://doi.org/10.1111/1467-8721.00112

Schwarzer, R., Lippke, S. & Luszczynska, A. (2011). Mechanisms of health behavior change in persons with chronic illness or disability: The Health Action Process Approach (HAPA). *Rehabilitation psychology, 56* (3), 161–170. https://doi.org/10.1037/a0024509

Schwarzer, R. & Luszczynska, A. (2008). How to overcome health-compromising behaviors: The health action process approach. *European Psychologist, 13* (2), 141–151. https://doi.org/10.1027/1016-9040.13.2.141

Shinohara, K., Honyashiki, M., Imai, H., Hunot, V., Caldwell, D.M., Davies, P. et al. (2013). Behavioural therapies versus other psychological therapies for depression. *Cochrane Database of Systematic Reviews, 2013* (10), [CD008696]. https://doi.org/10.1002/14651858

Simmonds-Buckley, M., Kellett, S. & Waller, G. (2019). Acceptability and efficacy of group behavioral activation for depression among adults: A meta-nalysis. *Behavior Therapy, 50* (5), 864–885. https://doi.org/10.1016/j.beth.2019.01.003

Sniehotta, F.F., Nagy, G., Scholz, U. & Schwarzer, R. (2006). The role of action control in implementing intentions during the first weeks of behaviour change. *British Journal of Social Psychology, 45*, 87–106. https://doi.org/10.1348/014466605X62460

Sniehotta, F.F., Scholz, U. & Schwarzer, R. (2006). Action plans and coping plans for physical exercise: A longitudinal intervention study in cardiac rehabilitation. *British Journal of Health Psychology, 11*, 23–37. https://doi.org/10.1348/135910705X43804

Sniehotta, F.F., Schwarzer, R., Scholz, U. & Schüz, B. (2005). Action planning and coping planning for long-term lifestyle change: Theory and assessment. *European Journal of Social Psychology, 35*, 565–576. https://doi.org/10.1002/ejsp.258

Sone, T., Nakaya, N., Ohmori, K., Shimazu, T., Higashiguchi, M., Kakizaki, M. et al. (2008). Sense of life worth living (ikigai) and mortality in Japan: Ohsaki Study. *Psychosomatic Medicine, 70* (6), 709–715. https://doi.org/10.1097/PSY.0b013e31817e7e64

Stanton, C.H., Holmes, A.J., Chang, S.W.C. & Joormann, J. (2019). From stress to anhedonia: Molecular processes through functional circuits. *Trends in Neurosciences, 42* (1), 23–42. https://doi.org/10.1016/j.tins.2018.09.008

Stiensmeier-Pelster, J. & Heckhausen, H. (2010). Kausalattribution von Verhalten und Leistung. In J. Heckhausen & H. Heckhausen (Hrsg.), *Motivation und Handeln* (Springer-Lehrbuch, S. 389–426). Berlin: Springer. https://doi.org/10.1007/978-3-642-12693-2_15

Strauman, T.J. (2002). Self-regulation and depression. *Self and Identity, 1*, 151–157. https://doi.org/10.1080/152988602317319339

Sturmey, P. (2009). Behavioral activation is an evidence-based treatment for depression. *Behavior Modification, 33* (6), 818–829. https://doi.org/10.1177/0145445509350094

Taylor, F.G. & Marshall, W.L. (1977). Experimental analysis of a cognitive-behavioral therapy for depression. *Cognitive Therapy and Research, 1* (1), 59–72. https://doi.org/10.1007/BF01173505

Teismann, T., Ertle, A., Furka, N., Willutzki, U. & Hoyer, J. (2016). The German version of the behavioral activation for depression scale (BADS): A psychometric and clinical investigation. *Clinical Psychology & Psychotherapy, 23* (3), 217–225. https://doi.org/10.1002/cpp.1948

Terhorst, Y., Rathner, E.-M., Baumeister, H. & Sander, L. (2018). „Hilfe aus dem App-Store?“: Eine systematische Übersichtsarbeit und Evaluation von Apps zur Anwendung bei Depressionen. *Verhaltenstherapie, 28* (2), 101–112. https://doi.org/10.1159/000481692

Tschuschke, V. (2003). *Kurzgruppenpsychotherapie*. Wien: Springer.

Van Praag, H. (2009). Exercise and the brain: Something to chew on. *Trends in Neurosciences, 32* (5), 283–290. https://doi.org/10.1016/j.tins.2008.12.007

Verkaik, R., Francke, A.L., van Meijel, B., Spreeuwenberg, P.M.M., Ribbe, M.W. & Bensing, J.M. (2011). The effects of a nursing guideline on depression in psychogeriatric nursing home residents with dementia. *International Journal of Geriatric Psychiatry, 26* (7), 723–732. https://doi.org/10.1002/gps.2586

Weinberg, A., Liu, H., Hajcak, G. & Shankman, S.a. (2015). Blunted neural response to rewards as a vulnerability factor for depression: Results from a family study. *Journal of Abnormal Psychology, 124,* 878–889. https://doi.org/10.1037/abn0000081

Wengenroth, M. (2017). *Therapie-Tools Akzeptanz- und Commitmenttherapie (ACT): Mit E-Book inside und Arbeitsmaterial* (2. Aufl.). Weinheim: Beltz.

World Health Organization (WHO). (2015). *Internationale Klassifikation psychischer Störungen: ICD-10, Kapitel V (F), klinisch-diagnostische Leitlinien* (hrsg. von H. Dilling, W. Mombour & M.H. Schmidt, 10. Aufl.). Bern: Huber.

Zeiss, A.M., Lewinsohn, P.M. & Muñoz, R.F. (1979). Nonspecific improvement effects in depression using interpersonal skills training, pleasant activity schedules, or cognitive training. *Journal of Consulting and Clinical Psychology, 47* (3), 427–439. https://doi.org/10.1037/0022-006X.47.3.427

11 Kompetenzziele und Lernkontrollfragen

Kompetenzziele

Folgendes Wissen und folgende Kompetenzen können durch die Lektüre dieses Buches erworben werden:

- Allgemeine Interventionsprinzipien der Verhaltensaktivierung kennen.
- Die geschichtlichen Hintergründe der Verhaltensaktivierung verstehen.
- Entstehung und Aufrechterhaltung depressiver Erkrankungen aus behavioraler Sicht erklären können.
- Motivationale und volitionale Verhaltensdefizite unterscheiden können.
- Die Funktionsweise von Instrumenten zur Erfassung des Aktivitätslevels beschreiben können.
- Die Rolle des Therapeuten in der Verhaltensaktivierung kennen.
- Verschiedene Herangehensweisen zum Finden von Zielaktivitäten unterscheiden können.
- Strategien zur Umsetzung von Absichten kennen.
- Mögliche Wirkmechanismen der Verhaltensaktivierung erklären können.

Lernkontrollfragen

Folgende Lernkontrollfragen, die Bezug zu den Kompetenzzielen haben, können durch die Lektüre dieses Buches beantwortet werden:

1. Was sind allgemeine Interventionsprinzipien der Verhaltensaktivierung?
2. Was sind Meilensteine der Geschichte der Verhaltensaktivierung?
3. Wie erklärt die Verstärkerverlusttheorie die Entstehung und Aufrechterhaltung von depressiven Erkrankungen?
4. Geben Sie Beispiele für motivationale und volitionale Verhaltensdefizite und stellen Sie einen Bezug zum Health Action Process Approach her.
5. Beschreiben Sie verschiedene Möglichkeiten, wie Verhaltensaktivierung im Alltag gemessen werden kann.
6. Welche Rolle spielt der Therapeut im Rahmen der Verhaltensaktivierung?
7. Auf welche Weisen kann mit dem Patienten ein individuelles Zielverhalten erarbeitet werden?

8. Wie würden Sie Ihren Patienten dabei unterstützen, seine Aktivitätsvorhaben umzusetzen?
9. Welche Wirkmechanismen der Verhaltensaktivierung werden aktuell diskutiert?

Antworten zu den Lernkontrollfragen

Zu 1: (a) Rückzug aus Aktivitäten und Verstärkerverlust sind aufrechterhaltend für die Depression. (b) Der Fokus der Therapie liegt auf dem (Wieder-)Aufbau von Aktivitäten. (c) Die Therapie richtet sich nach den individuellen Zielen des Patienten. (d) Konkrete Planungen und Selbstbeobachtungen ermöglichen die Verhaltensumsetzung. (e) Es gilt das Prinzip der kleinen Schritte: Veränderungen sind einfacher, wenn man klein anfängt. (f) Handeln nach Plan und nicht nach Stimmung: Aktivitäten sollen nach Plan, nicht nach Stimmung strukturiert und festgelegt werden. (g) Mögliche Barrieren der Verhaltensänderung sollten antizipiert und überwunden werden. (h) Probieren geht über Studieren: Bei einem empirischen Problemlöseansatz sind alle Arten von Ergebnissen wichtig. (i) Der Therapeut übernimmt die Rolle des Coaches und „Cheerleaders“: Handle wie ein Coach, der ermutigt und stützt, aber auch fordert (vgl. auch Kapitel 1.2).

Zu 2: Die wichtigsten Meilensteine waren: (a) Anfänge in den 1970er Jahren (u.a. Lewinsohn, Ferster); (b) Kognitive Wende (u.a. Beck); (c) Erneuter Aufschwung durch Dismantling-Studie (Jacobson); (d) Neue Manuale mit Fokus auf Werte und Reduktion von Vermeidungsverhalten (u.a. Lejuez, Martell) (vgl. auch Kapitel 1.3).

Zu 3: Die Verstärkerverlusttheorie geht von einem Teufelskreis zwischen Verstärkerverlust und Stimmungsverschlechterung aus: Verlust von positiven Verstärkern → Niedergeschlagenheit → Aktivitätsrückzug → Verlust von positiven Verstärkern → Niedergeschlagenheit/Depression → Aktivitätsrückzug ... (vgl. auch Kapitel 2.2).

Zu 4: (a) *Motivational (Beispiel):* Eine Patientin leidet unter niedergeschlagener Stimmung mit ausgeprägtem Interessensverlust. Sie denkt, dass es „sowieso nichts bringt“, wenn sie etwas unternimmt. Im HAPA-Modell entspricht dies dem Aspekt der fehlenden positiven Konsequenzerwartung; (b) *Volitional (Beispiel):* Eine andere Patientin nimmt sich vor, ihre alte Freundin endlich mal wieder anzurufen. Sie vertagt das Vorhaben Monat um Monat und scheitert an der Absichtsumsetzung. Laut HAPA-Modell könnte eine konkrete Handlungsplanung helfen (vgl. auch Kapitel 2.3).

Zu 5: Das Aktivitätsniveau wird meist per Selbstbericht (z. B. Behavioral Activation for Depression Scale) oder über objektive Verfahren (z. B. Schrittzähler, Akzelerometer) gemessen (vgl. auch Kapitel 3.4).

Zu 6: Der Therapeut ist unterstützend und begegnet dem Patienten auf Augenhöhe. Er unterstützt den Patienten dabei, seinen eigenen Weg aus Passivität, Resignation, Rückzug und Vermeidung zu finden (weitere Therapeutenmerkmale vgl. auch Tabelle 5 in Kapitel 4.1.1).

Zu 7: Mögliche Zugänge zu Zielaktivitäten sind: (a) Liste positiver Aktivitäten; (b) Stimmungs- und Aktivitätenprotokolle; (c) Werteorientierung; (d) Abbau von Grübeln und Vermeidungsverhalten; (e) Aufbau von sozialen Beziehungen; (f) Körperliche Aktivierung (vgl. auch Kapitel 4.4).

Zu 8: Die Absichtsumsetzung lässt sich durch eine konkrete Handlungsplanung verbessern: Was-Wo-Wann-Pläne und Wochenpläne (vgl. Kapitel 4.5) und die Antizipation von Barrieren und Strategien zum Umgang damit (vgl. Kapitel 4.6). Um langfristig das Aktivitätsniveau zu erhöhen, ist zusätzlich notwendig, einen gesunden Umgang mit Erfolgs- und Misserfolgserlebnissen zu finden und die Zielaktivität zu flexibilisieren (vgl. Kapitel 4.7.3).

Zu 9: Als möglich Wirkmechanismen kommen verschiedene psychologische und biologische Mechanismen in Frage, die vermutlich komplex zusammenspielen: (a) *Psychologische Mechanismen:* Erwartungseffekte, Belohnung/Verstärkung, Aufmerksamkeitseffekte, Soziale Unterstützung, Selbstwirksamkeitserwartung; (b) *Biologische Mechanismen:* Monoaminausschüttung, Downregulierung der HHN-Achse, Neurogenese, Immunologische Prozesse (vgl. auch Kapitel 6.2).

12 Anhang

Rückzugsspirale (in Anlehnung an Hautzinger, 2013)

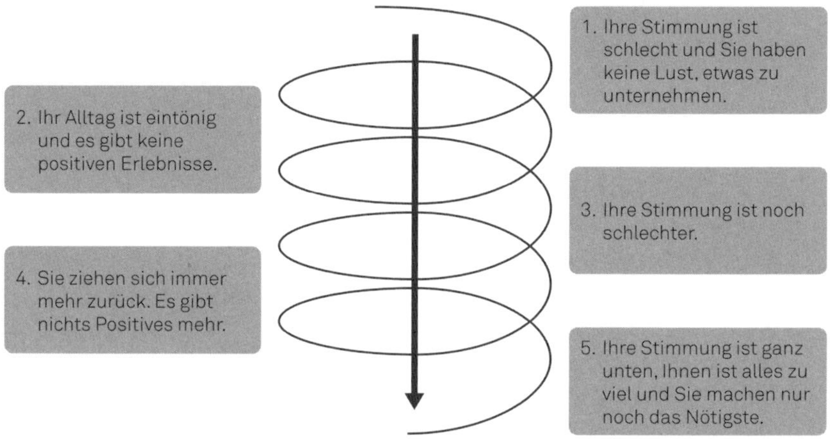

Aktivierungsspirale (in Anlehnung an Hautzinger, 2013)

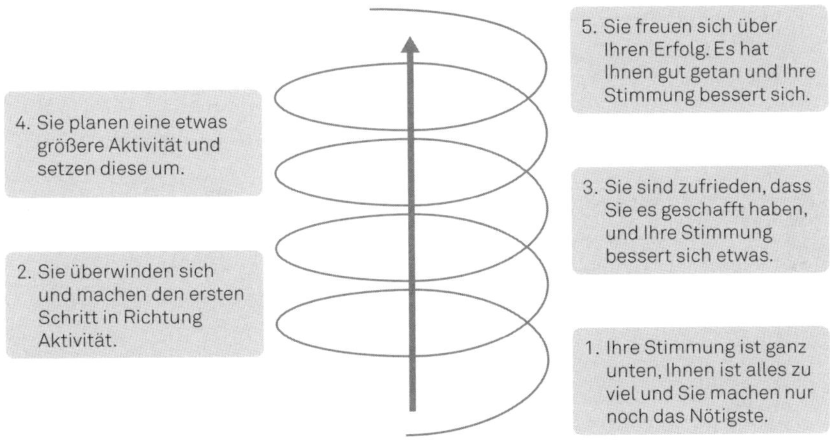

Aktivitäten- und Stimmungsprotokoll

Uhrzeit	Montag		Dienstag		Mittwoch		Donnerstag		Freitag		Samstag		Sonntag	
	Aktivität	S	Aktivität	S	Aktivität	S	Aktivität	S	Aktivität	S	Aktivität	S	Aktivität	S
06–07														
07–08														
08–09														
09–10														
10–11														
11–12														
12–13														
13–14														
14–15														
15–16														
16–17														
17–18														
18–19														
19–20														
20–21														
21–22														
22–23														
23–24														

Anmerkung: S = Stimmung, diese wird auf einer Skala von 0 bis 10 eingestuft

Liste positiver Aktivitäten (modifiziert nach Hautzinger, 2013)				**1/7**			
Bitte schauen Sie sich nachfolgende Aktivitäten an und beurteilen Sie, wie angenehm Ihnen die jeweilige Aktivität ist oder wäre. „0" = unangenehm oder weder angenehm noch unangenehm für Sie „1" = einigermaßen angenehm „2" = sehr angenehm							
	0	1	2		0	1	2
Eine neue Bekanntschaft machen				Über Leute nachdenken, die man mag			
Mich künstlerisch betätigen (Malerei, Bildhauerei, Zeichnen, Filme drehen)				Sportveranstaltungen besuchen (auch Amateur- und Jugendbereich)			
Ins Kino gehen				Zu einem Pop-Konzert gehen			
Mich über Sport unterhalten				Reiten			
Ins Grüne fahren				Telefongespräche führen			
Für eine Prüfung lernen				Tagträumen			
Mit meinen Eltern zusammen sein				Blätter, Sand, Kieselsteine usw. herumkicken			
Federball spielen				Boule spielen			
Ausflüge oder Urlaubsfahrten planen				Zu Klassen-, Alterstreffen und dergleichen gehen			
Teure oder exklusive Kleidung tragen				Mich einer Sportgruppe anschließen			
Am Strand sein				Berühmte Leute sehen			
Für mich selbst Dinge einkaufen				Für einen guten Zweck spenden			
Nackt herumlaufen				Küssen			
Weinen				Allein sein			
Golf oder Minigolf spielen				Essen kochen			
Eine Sache klipp und klar sagen				Achtsamkeitsübungen machen			
Kletterfahrten oder Bergtouren machen				Spiele auf dem Smartphone spielen			
Zu einer Sportveranstaltung gehen				„Gelegenheitsarbeiten" im Hause verrichten			
Zu Rennveranstaltungen gehen (Pferde-, Auto-, Bootsrennen usw.)				Romane, Erzählungen, Theaterstücke oder Gedichte lesen			
In ein Lokal gehen				Meine Haare waschen			

Liste positiver Aktivitäten (modifiziert nach Hautzinger, 2013)							2/7
	0	1	2		0	1	2
Tipps und Ratschläge zur Selbsthilfe lesen				An einem Treffen oder einer Feier der Familie teilnehmen			
Ein Lied oder ein Musikstück texten oder komponieren				Eine Party oder ein gemütliches Beisammensein veranstalten			
Zimmer oder Haus auf- oder umräumen				Jemandem Anweisungen erteilen			
Die Bibel oder andere religiöse Schriften lesen				Eine Blume oder Pflanze sehen oder riechen			
Autofahren				Ausgehen			
Zu Vorträgen gehen				Parfüm benutzen			
Segeln, Motorboot oder Kanu fahren				Mit jemandem derselben Meinung sein			
Meinen Eltern eine Freude bereiten				In Erinnerungen schwelgen, von früheren Zeiten sprechen			
Mich politisch betätigen				Zeitung lesen			
Fernsehen				Ruhe finden			
An technischen Dingen arbeiten (Auto, Fahrrad, Motorrad, Hausgeräte)				Experimente oder andere wissenschaftliche Versuche durchführen			
Zelten				Freunde besuchen			
Antiquitäten restaurieren, Möbel aufarbeiten				Mich beraten lassen, einen Rat erteilt bekommen			
Selbstgespräche führen				Beten			
Podcast hören				Jemanden massieren			
Karten spielen				Die Umgebung erkunden			
Morgens (ganz) früh aufstehen				Meditation oder Yoga betreiben			
Lachen				Einem Kampf zusehen			
Puzzle, Kreuzworträtsel usw. lösen				Mit Arbeitskollegen oder Klassenkameraden sprechen			
An Hochzeiten, Taufen, Konfirmationen usw. teilnehmen				Schwere Arbeiten im Freien verrichten (Bäume fällen, Holz hacken u. Ä.)			
Jemanden kritisieren				Fahrrad fahren			
Mit Freunden oder Bekannten zusammen essen				Um Rat oder Hilfe gebeten werden			

Liste positiver Aktivitäten (modifiziert nach Hautzinger, 2013)							3/7
	0	1	2		0	1	2
Positive Zukunftspläne schmieden				Über anderer Leute Probleme nachdenken			
Tennis spielen				Gesellschaftsspiele spielen			
Eine Dusche nehmen				Ausschlafen			
Lange Strecken fahren				Meine Homepage pflegen			
Holz- oder Schreinerarbeiten ausführen				Eine schwierige Aufgabe meistern			
Romane, Erzählungen, Theaterstücke oder Gedichte schreiben				Laufen, Jogging, Gymnastik oder Freiluftübungen betreiben			
Einen Spaziergang machen				Tischtennis spielen			
Mit einem Flugzeug fliegen				Mir die Zähne putzen			
Gäste im Haus haben				Schwimmen			
Eine offene und ehrliche Unterhaltung führen				An einer Selbsterfahrungsgruppe teilnehmen			
In einem Chor singen				Barfuß laufen			
Über mich selbst oder meine Probleme nachdenken				Ein Wurfspiel oder Fangen spielen			
Mich in virtuellen Welten bewegen (VR-Brille)				Hausarbeit oder Wäsche erledigen; saubermachen			
Zu einer Party gehen				Musik hören			
Über Sexualität sprechen				Sexuelle Befriedigung haben			
Zu kirchlichen Veranstaltungen gehen (z.B. Messen, Bazare usw.)				Stricken, Häkeln, Sticken oder fantasievolle Näharbeiten ausführen			
An einer Tagung teilnehmen				Schmusen			
Einen Luxus- oder Sportwagen fahren				Zu einem Frisör oder Kosmetiker gehen			
Ein Musikinstrument spielen				Eine Fremdsprache sprechen			
Skilaufen				Leute erheitern			
Etwas verkaufen oder mit etwas handeln				Ein Vorhaben oder eine Aufgabe zu Ende bringen			
Make-up auflegen, mein Haar richten usw.				Etwas beichten oder für etwas Abbitte leisten			
Mein Haar kämmen oder bürsten				Mit jemandem zusammen sein, den ich mag			

Liste positiver Aktivitäten (modifiziert nach Hautzinger, 2013)				4/7			
	0	1	2		0	1	2
Zu Versammlungen von gemeinnützigen oder sozialen Vereinen gehen				Erkundungen machen (unbekannte Gegenden erforschen)			
Schauspielerisch tätig sein				Zeitschriften lesen			
Ein Nickerchen machen				Einen Zaubertrick lernen			
Mit Freunden zusammen sein				Ein persönliches Problem lösen			
Lebensmittel einmachen, einfrieren, Vorräte anlegen				Ein neues oder spezielles Gericht zubereiten			
Schnell fahren				Diskutieren			
Mich beruflich engagieren				Sexuelle Beziehungen haben			
Ein Bad nehmen				In eine Bibliothek gehen			
Vor mich hinsingen				Fußball spielen			
Billard spielen				Eigensinnig sein			
Mit meinen Kindern oder Enkelkindern etwas unternehmen				Mit künstlerischen Materialien arbeiten (Ton, Leder, Perlen, Wolle u.Ä.)			
Schach oder Dame spielen				Leute beobachten			
Vögel beobachten				Mich leger kleiden			
Ein Feuer anzünden oder beobachten				Eine Auseinandersetzung austragen			
Fotoalbum basteln				Mich kratzen			
Etwas entwerfen oder zeichnen				Um Hilfe oder Ratschläge bitten			
Mit Freunden chatten (Smartphone oder PC)				Leuten sagen, was sie zu tun haben			
Bowling spielen gehen				Im Netz chatten			
Tiere beobachten				Radfahren			
Eine originelle Idee haben				Partyspiele spielen			
Garten-, Landschafts- oder Hofarbeit verrichten				Mit fröhlichen Menschen zusammen sein			
Ein Hörbuch hören				Briefe, Karten schreiben			
Fachliteratur oder Sachbuch lesen				Über Politik oder öffentliche Angelegenheiten reden			
In der Sonne sitzen				Tanzen (alleine)			
Motorrad fahren				Leuten zulächeln			

Liste positiver Aktivitäten (modifiziert nach Hautzinger, 2013)				5/7			
	0	1	2		0	1	2
Neue Kleidung tragen				Gegenstände reparieren			
Miterleben, wie der Familie oder Freunden etwas Positives widerfährt				Über mein Hobby oder spezielles Interessengebiet reden			
Nur so herumsitzen und nachdenken				Im Sand, Gras oder an einem Fluss spielen			
In geselliger Runde etwas trinken				Einen Vergnügungspark besuchen			
Attraktive Frauen oder Männer beobachten				Mit meinem Ehepartner zusammen sein			
Über andere Leute reden				Backen			
YouTube schauen				Tabak rauchen			
Mich über Philosophie oder Religion unterhalten				Mich um Zimmerpflanzen kümmern			
Um Geld spielen				Radio hören			
Etwas planen oder organisieren				Mich mit Tieren beschäftigen			
Friedhof besuchen				Verschiedene Dinge sammeln			
Alleine etwas trinken				Nähen			
Den Geräuschen in der freien Natur zuhören				Mich an einen verstorbenen Freund erinnern			
Verabredungen treffen, um mit jemandem zu flirten				Mit Kindern gemeinsam etwas unternehmen			
Computerspiele spielen				Tiere füttern			
Trainieren				Ins Stadion gehen			
Freiwillige Arbeit tun, an gemeinnützigen Projekten mitarbeiten				Neue Medien (Computerprogramme, Smartphone) erklären lassen			
Mit Freunden Kaffee/Tee trinken				Zu Auktionen, Versteigerungen usw. gehen			
Wasserski laufen, surfen, tauchen				Über eine interessante Frage nachdenken			
An einem sportlichen Wettbewerb teilnehmen				Eine lebhafte Unterhaltung führen			
Snowboarden				Freunde einladen			
Über Beruf oder Schule sprechen				Jemanden verteidigen oder in Schutz nehmen			

Liste positiver Aktivitäten (modifiziert nach Hautzinger, 2013)				6/7			
	0	1	2		0	1	2
Zu Gerichtsverhandlungen gehen				Im Alltag mit Leuten ins Gespräch kommen			
Zur Massage gehen				Einen Wettbewerb gewinnen			
Die Natur genießen				Geschenke machen			
Den Himmel, Wolken oder einen Sturm beobachten				Cartoons, Comic-Hefte anschauen (lesen)			
Sich im Freien aufhalten (Park, Garten, zum Picknick, Grillen usw.)				Dinge aus der Natur sammeln (wilde Früchte, Beeren, Steine, Treibholz)			
Basketball oder Volleyball spielen				An einer Gruppenreise teilnehmen			
Jemand Neuen kennenlernen				Meiner Familie etwas kaufen			
Fotografieren				Auf einem Flohmarkt stöbern			
Eine Rede oder einen Vortrag halten				Ein Museum oder eine Ausstellung besuchen			
Etwas ordnen oder archivieren				Fotos in sozialen Medien posten			
Landkarten studieren				Sauna (Wellness) besuchen			
Meine finanziellen Angelegenheiten regeln				An einer spirituellen Sitzung teilnehmen			
Saubere Kleidung tragen				Meine Wohnung verschönern			
Eine größere Anschaffung oder Investition tätigen (Auto, Maschine, Geräte, Haus)				Etwas für meine Gesundheit tun (z.B. Zähne, Brille, Ernährungsweise umstellen)			
Jemandem helfen				Im Internet surfen			
Mich um neue Arbeit bewerben				Ausgiebig Frühstücken (Brunch)			
Witze anhören				Pornofilm anschauen			
Eine Wette gewinnen				Ein Theaterstück besuchen			
Über meine Kinder oder Enkel sprechen				Skateboard, Longboard oder Inliner fahren			
Alte Freunde wieder treffen				Alte Fotos durchschauen			
Über meine Gesundheit sprechen				Eine Messe bzw. Verkaufsausstellung besuchen			
Gut Essen				Bei Regen spazieren gehen			
In der Stadt herumbummeln				Eine Dichterlesung besuchen			

Liste positiver Aktivitäten (modifiziert nach Hautzinger, 2013)							7/7
	0	1	2		0	1	2
Die Sterne und den Mond betrachten				Für mich Gesundheitssport betreiben			
Aufräumen				Sonnenaufgang beobachten			
Reisen				Ein Hörbuch hören			
In einer Musikgruppe mitspielen				Jemandem Komplimente machen oder ihn loben			
Wandern				Zoo besuchen			
Ein Konzert, eine Opern- oder Ballettaufführung besuchen				Veranstaltungshinweise lesen, zu besuchende Veranstaltung auswählen			
Tagebuch schreiben				Etwas Gutes für die Umwelt tun			
Einen Tanzkurs belegen				Imbisse zu mir nehmen			
Freizeit haben				Meine Lieblingsserie schauen			
Angeln gehen				Eine neue Sprache lernen			
Etwas verleihen				Mit Haustieren spielen			
Ein Gemüsebeet anbauen				Meine Lieblingsserie schauen			
Arbeitgebern, Lehrern usw. eine Freude bereiten				Partner suchen in Partnerbörsen			
In ein Fitness-Center gehen				Ein neues Instrument lernen			
Etwas Neues lernen				Mich sexuell attraktiv kleiden			
Jemanden beraten				Sonstiges: ________________			
Sonstiges: ________________				Sonstiges: ________________			

Lebensbereiche und ihre Wichtigkeit	
Lebensbereich	**Wie wichtig ist Ihnen dieser Lebensbereich? (0 bis 10)**
Paarbeziehung	
Elternschaft	
Familie	
Freunde und Bekannte	
Arbeit und Beruf	
Lernen/Ausbildung	
Freizeit/Vergnügen	
Spiritualität/Glaube	
Gesellschaftliches Engagement	
Gesundheit und körperliches Wohlbefinden	

Übung Werte sortieren (in Anlehnung an Wengenroth, 2017)	
Meine Familie gut versorgen	Eine liebevolle Partnerin/ ein liebevoller Partner sein
Meinen Kindern ein Vorbild sein	Für meine Kinder da sein
Eine zuverlässige Freundin/ ein zuverlässiger Freund sein	Ein geselliger Mensch sein
Erfolgreich sein	Kompetent sein
Kreativ sein	In Einklang mit der Natur leben
Für andere sorgen	Körperlich fit sein
____________________	____________________

Werte- und Aktivitäten-Kompass

Die Patientin/der Patient kann Werte und Aktivitäten in den Wertekompass eintragen.

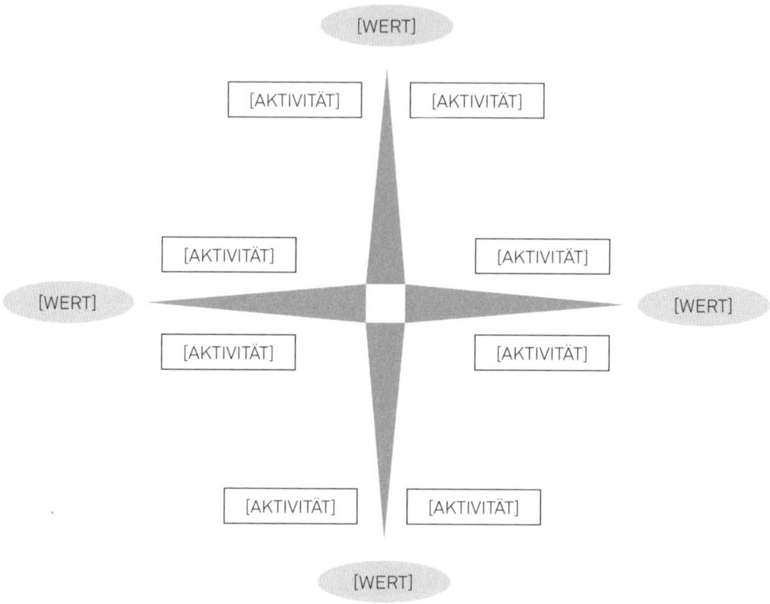

Mein Verhaltensplan

Was?

Wann?

Wo?

Mit wem?

Was sonst?

Wochenplan

Uhrzeit	Montag	Dienstag	Mittwoch	Donnerstag	Freitag	Samstag	Sonntag
07–08							
08–09							
09–10							
10–11							
11–12							
12–13							
13–14							
14–15							
15–16							
16–17							
17–18							
18–19							
19–20							
20–21							
21–22							
22–23							
23–24							

Innere und äußere Barrieren

Innere Barrieren

Äußere Barrieren